· 超IN少女感系列

美体1001计

瘦脸·收腰腹·美臀·瘦腿

一/本/就/够/了

王彦亮
—编著—

中国铁道出版社
CHINA RAILWAY PUBLISHING HOUSE

图书在版编目（CIP）数据

美体 1001 计：瘦脸·收腰腹·美臀·瘦腿一本就够了 /
王彦亮编著 . —北京：中国铁道出版社，2018.7
（超 IN 少女感系列）
ISBN 978-7-113-24304-3

Ⅰ . ① 1… Ⅱ . ①王… Ⅲ . ①女性 – 减肥 – 基本知识
Ⅳ . ① R161

中国版本图书馆 CIP 数据核字 (2018) 第 034583 号

书　　名：美体 1001 计：瘦脸·收腰腹·美臀·瘦腿一本就够了
作　　者：王彦亮 编著

责任编辑：郭景思　　电子信箱：guojingsi@sina.cn
封面设计：潜龙大有
责任印制：赵星辰

出版发行：中国铁道出版社（100054，北京市西城区右安门西街 8 号）
网　　址：http://www.tdpress.com
印　　刷：北京铭成印刷有限公司
版　　次：2018 年 7 月第 1 版　2018 年 7 月第 1 次印刷
开　　本：889mm×1194mm　1/24　印张：10　字数：246 千
书　　号：ISBN 978-7-113-24304-3
定　　价：45.00 元

前言
PREFACE

　　古往今来，"窈窕淑女君子好逑"。随着人们生活水平的富足，拥有苗条的身材几乎成了每个女人的追求。如何让女人的身材变得凹凸有致、如何拥有人人羡慕的"九头身"、如何保持优美的身型，这可能是每个女人都想得到的答案——而答案就在本书中。

　　这是一本完美女人减肥美体的百科全书，全书精选了1001条有效且实用的减肥美体小秘诀，分别从最常见、最难解决的问题入手，对身体各个部位的减肥美体难题逐一击破，让您的身姿更加优美楚楚动人。不管您是想要身体哪个部位瘦下来，翻阅本书都能得到您想要的解决方案。

　　这也是一本包罗万象的减肥美体书，几乎有关减肥美体方面的任何问题，都能从本书中找到答案。当下最热门的减肥拖鞋是否有效？又累又耗费时的运动减肥如何变得轻松简单？怎样让恼人的腹部快速消平？怎样才能让双腿更为纤细？什么样的按摩手法能让脸部再小一圈……时尚界最新、最潮、最实用的瘦身方法，在这本书里一应俱全。

　　这还是一本顺应现代人碎片化阅读习惯的减肥书，书中每一个减肥美体方面的小秘诀都是经过精挑细选且易学适用的经典，言简意赅用一条微博的长度就能准确地表述减肥美体的精髓所在，让您在公车上、地铁里、卫生间、睡前的床上都可以轻松愉悦地掌握一个甚至几个减肥美体的新秘诀。

　　这更是一本完全颠覆您对减肥类书籍陈旧观念的图书，由国内一流美容时尚文化团队摩天文传倾力打造。本书短小精悍的实用内容、精美时尚的摄影图片、耳目一新的编排方式，让您在轻松愉悦的阅读中收获一个又一个简单实用且惊喜连连的减肥美体小秘诀，让您不由自主地每天都向完美女人的最高境界迈进一小步。

　　女人除了苗条匀称的身型，还需要拥有完美肌肤、大方得体的穿搭、轻施粉黛的化妆相伴。所以我们还为您准备了本书的姊妹篇《美肤1001计：护肤·补水·祛痘·抗皱一本就够了》《美妆1001计：彩妆·裸妆·遮瑕·修容一本就够了》《美装1001计：衣服·饰品·鞋履·包包一本就够了》，它们是您成为完美女人路上的最佳伴侣。

目录 CONTENTS

CHAPTER 1 · 瘦脸

轮廓奇迹速成巴掌脸

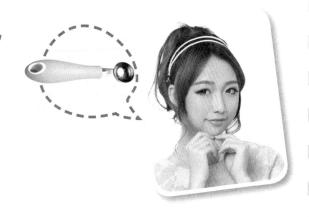

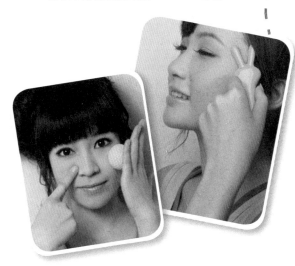

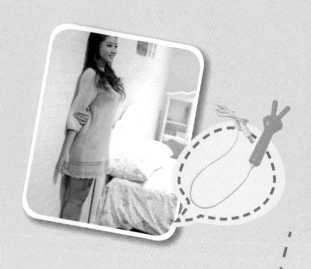

CHAPTER 2 · 美背

紧致魔法养出冰肌背

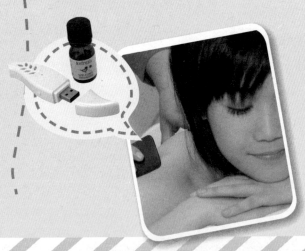

CHAPTER 3 · 收腹
告别游泳圈修炼平坦腹部

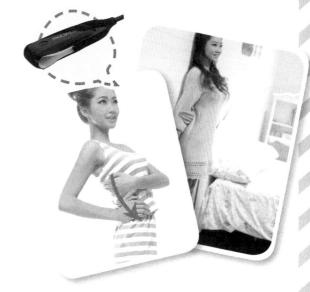

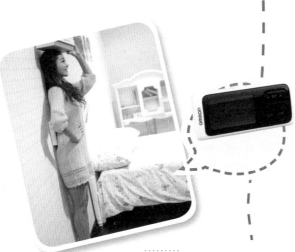

CHAPTER 4 · 纤腰
曲线再造养成魔女腰

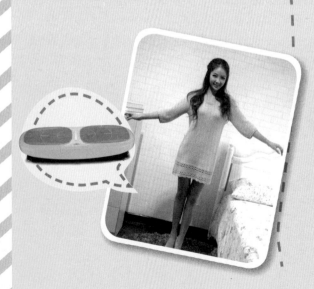

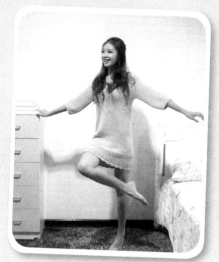

CHAPTER 5· 提 臀

臀部美型重修性感学分

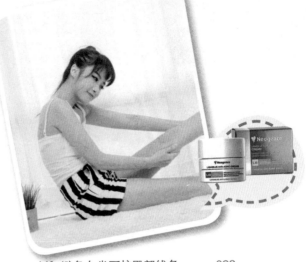

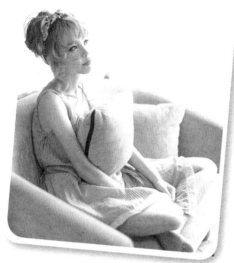

CHAPTER 6 · 美腿
线条革命打造超模长腿

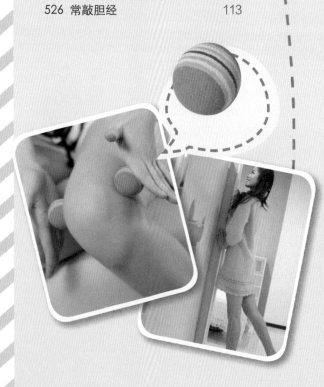

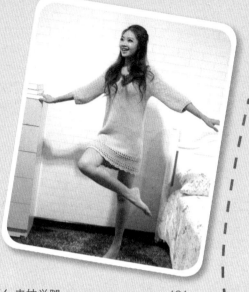

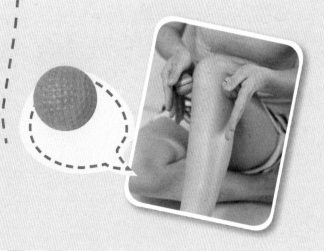

CHAPTER 7 · 纤臂

细节蜕变速成冰雕玉臂

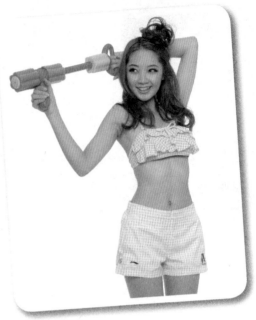

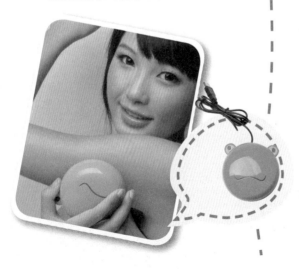

CHAPTER 8 · 动起来

因地制宜的减肥小运动

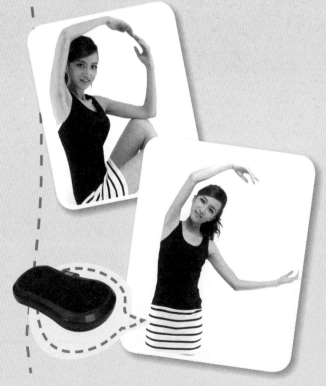

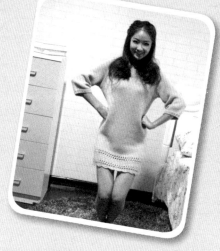

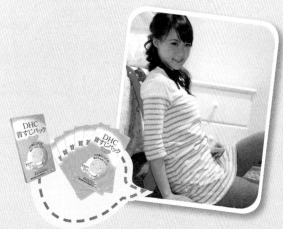

CHAPTER 9 · 用得巧

神奇外用品给减肥加油

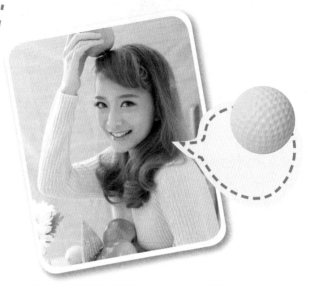

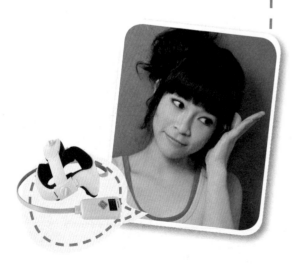

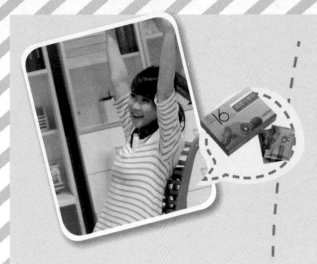

CHAPTER 10 · 美食瘦
美味国度的减肥功臣

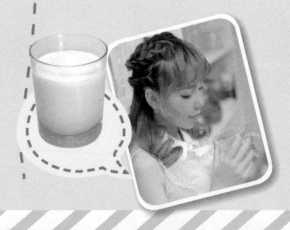

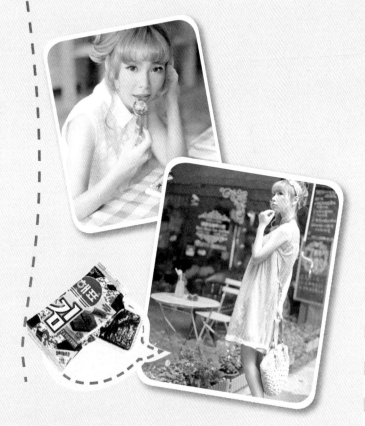

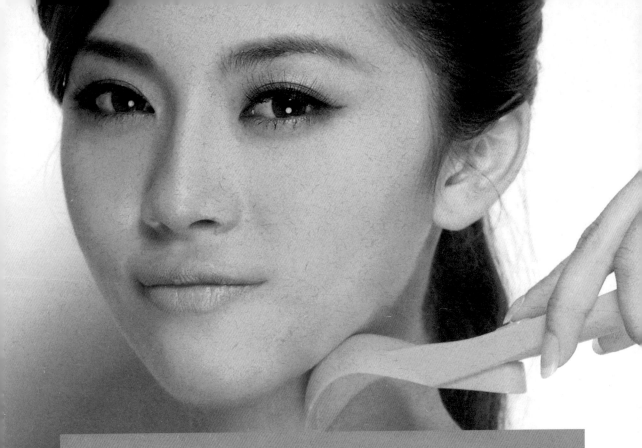

CHAPTER 1

瘦脸

轮廓奇迹速成
巴掌脸

每天至少 喝 800 毫升水

喝适量的水可以帮助脸部消除水肿，如果不喜欢白开水的平淡无味，可以选择一些花草茶、苏打水或蔬果汁，或者在水中加入少许柠檬片。

虎口推脂 瘦下巴

手指并拢，大拇指紧贴下巴，让手掌虎口与下巴契合，然后由下往上、由中间向两侧轻压推动，可以促进面部循环并推走下巴上的脂肪。

正确咀嚼消除 赘肉与水肿

吃饭时，先用左右牙齿各咀嚼 10 次，并且重复 2 次。也就是说，每吃一口至少咀嚼 40 次，这样能充分锻炼咀嚼肌，并能改善肌肉与骨骼的平衡，燃烧面部肌肉的脂肪，令面部轮廓更明显。

紧实下巴 肌肤

下巴到锁骨的部位最容易松弛下垂，可以在涂抹保养品后用手掌从上至下地轻拍滑动，加强下巴和颈部肌肤的弹性和支撑力，从而让下巴看起来更瘦更紧致。

肌肉脸要拒绝 口香糖

如果你的脸因咀嚼肌肥大而显得肥胖，就请拒绝口香糖、甘蔗等锻炼咀嚼肌的食品，因为它们只会让你的面部肌肉更加健硕。

推出 V 字脸

首先，食指、中指、无名指并拢放在下巴与嘴唇中间的骨头凹陷处，顺着凹陷处，两手的指腹分别往两边下耳淋巴结方向滑动；然后，将双手上移至嘴唇下方，再以同样的方式滑动到耳下。重复 5 次。

拒绝酒精

无论是啤酒、白酒，还是其他形式的酒精饮料，都可能让你的面部变得水肿。此外，酒精饮料的热量很高，仅一杯 200 毫升左右的酒精饮料，热量便可达到 100 千卡。因此，拒绝酒精，才能拒绝肥胖。

适当补钙

研究显示，女性每天从食物中摄取 1200 毫克的钙，能帮助身体更快地消耗脂肪，使脸部纤瘦、身材苗条。想要补钙可以多食用高钙的食物（如筒骨、牛肉等）或者是直接吃钙片。

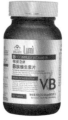

发声瘦脸操

每天坚持练习发出英文 a、e、i、o、u 字母的声音，可帮助锻炼平常不易运动到的脸部肌肉，能让脸部线条变得更紧实，轻松塑造巴掌小 V 脸。

多吃富含蛋白质的食物

蛋白质是皮肤组织再生的重要原料，其主要来源是奶、蛋、鱼肉和豆制品。摄取充足的蛋白质可让体内合成足够的胶原蛋白，维持肌肤的正常结构和弹性，从而让面部更加紧致。

唱歌也能瘦脸

唱歌可以锻炼我们脸部的肌肉，特别是唱快歌时，脸部表情和声音可以刺激脸部血液的循环，还能帮助消除因为工作带来的疲劳感和压力。

多吃薏仁有助瘦脸 012

日常多吃薏仁不仅可以美白、排毒，还能促进身体循环代谢，帮助排除多余水分，有助于降低脸部水肿现象的发生。

锻炼咀嚼肌对称

吃东西时，一定要注意牙齿两侧的咀嚼次数平衡，才能让左右咀嚼肌大小相当，避免出现左右脸不对称的情况，且能锻炼脸部肌肉。

常按颊车穴

略用力咬牙，寻找下颌角前上方，耳下大约一横指处，肌肉隆起时出现的凹陷处。用大拇指揉此穴位 5 秒，停下稍作休息后再次按摩，重复 5 次，可以帮助瘦脸。

紧致双颊更瘦削

两手握拳，食指微勾起，第二关节处轻抵在嘴角的下方，用指关节往上滑动到鼻翼两周，然后用第二指关节反复按摩鼻翼。这个方法可以淡化法令纹，让双颊看起来紧致瘦削。

多吃抗氧化的食物

绿茶、葡萄、西瓜和番茄不仅营养丰富，而且具有很强的抗氧化能力，可以促进肌肤新陈代谢，从而让面部肌肤保持紧致而有弹性。

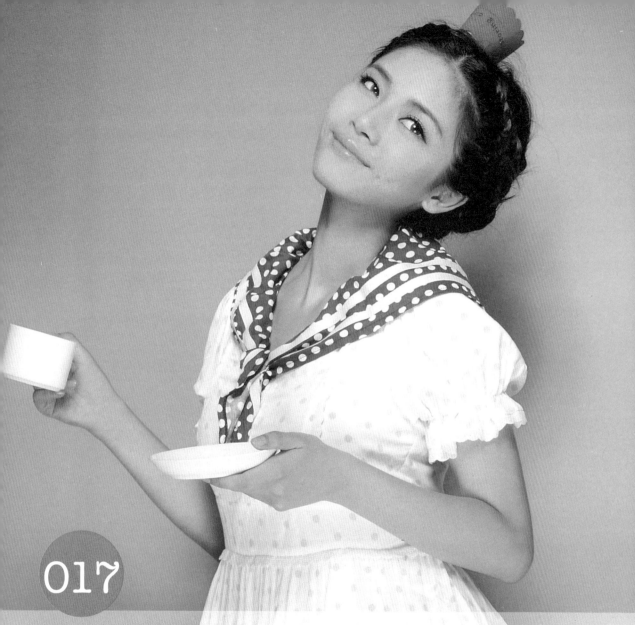

O17

咖啡瘦脸法

早上醒来喝一杯香浓的咖啡对缓解脸部水肿很有帮助。因为咖啡有强力的排水功效，喝下10分钟后就能看见明显效果。如果同时轻按面部淋巴部位，效果会更理想。

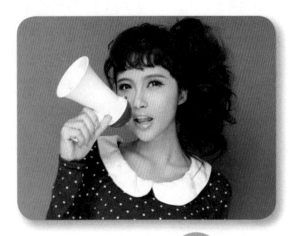

亮眼瘦脸承泣穴

018

承泣穴位于眼睛正下方,眼眶骨下缘凹陷处,常按此穴不仅可以缓解眼睛疲劳,让眼睛更明亮,还可以消除脸部水肿,达到瘦脸的效果。

收紧苹果肌

019

苹果肌松弛会让人看起来又老又严肃,可用手指关节轻轻敲敲下颧骨,使肌肉受到轻微刺激,从而导致其收紧。每天重复 15 次左右即可。

按摩促进淋巴排毒

020

四指紧贴在耳下的淋巴结部位,用指腹力量呈逆时针轻揉,再顺着耳下的淋巴结往下轻抚到脖颈处,排出淋巴沉积。

啸天瘦脸法

021

向上抬头,然后张开嘴伸出舌头朝天上伸出去,坚持这个姿势 10 秒,然后收回舌头闭上嘴慢慢低下头。重复上面的动作 10 次左右就可以减少下颌的赘肉,让脸部线条更纤细。

控制盐分的摄入

022

摄入的盐分越多,意味着脸部水肿的可能性越大,因此应少吃罐装食物、腌制的鱼、香肠、泡面和薯片,多吃薏仁、冬瓜等排水利尿的食物。

腰背挺直脸绷紧

023

平时入座时保持腰部挺直,这样脸部的肌肉也会因为进入紧张状态而绷紧。此外,走路时也要习惯昂首挺胸,这样脸部也会自然地抬起来,让脸部轮廓紧实变小。

对着镜子做小动作可以瘦脸

024

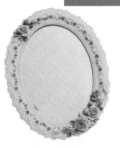

对着镜子运动嘴部周围肌肉,做嘟嘴、努嘴角、张嘴等动作,可以锻炼面部肌肉,紧致面部肌肤,从而达到瘦脸的目的。

按摩风池穴瘦脸

风池穴位在头部后方，头骨下方的两个深窝处，经常按摩此穴位有放松头部侧面与头顶肌肉的效果，还能够改善气血循环，消除脸肿，有助于睡眠和瘦脸。

多吃豆苗轻松告别水肿脸

绿色的豆苗含有相当丰富的营养，当然少不了有利于消除水肿的钾。除此之外，豆苗也可以强化咀嚼效果，是兼具营养价值及促进口腔活动的优质食品。

蜂蜜排毒又瘦脸

蜂蜜对润肺止咳、润肠通便、排毒养颜有显著的作用，常吃蜂蜜能达到排出毒素、美容养颜的效果。而蜂蜜也可以排除体内多余的水分，从而达到瘦脸的效果。

以紫菜当零食 028

紫菜中的碘元素含量很高，最重要的是干制后营养不受影响，加上干紫菜的热量很低，纤维素却很高，拥有极佳的去水肿效果，所以是理想的瘦脸食品。

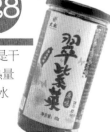

以海白菜煮汤

海白菜属于海藻类的植物，富含钾、钠、铁和钙元素，对改善甲状腺功能非常有利，同时补充的矿物质元素还能促进人体新陈代谢，减少水肿状况。

养成良好的饮食习惯

按早中晚的顺序形成一个3：2：1的营养摄入量是最好的，多吃含高钾质的食物，如香蕉、山楂、黄豆芽等，且增加吃东西时的咀嚼次数，可以让脸部得到充分的运动。

锻炼前齿强化面部线条

吃东西时可适当增加些口感较硬的食物，这样能锻炼前齿，使下颌关节左右前后对称，面部骨骼更漂亮。当然前提是，你不是咀嚼肌肥厚型胖脸。

下颌提拉按摩

拇指、食指夹住下颌多余脂肪，向耳根方向捏提，每隔1厘米捏提一次。当捏提到耳根部时，重复捏提5次，有提拉整体轮廓的作用。

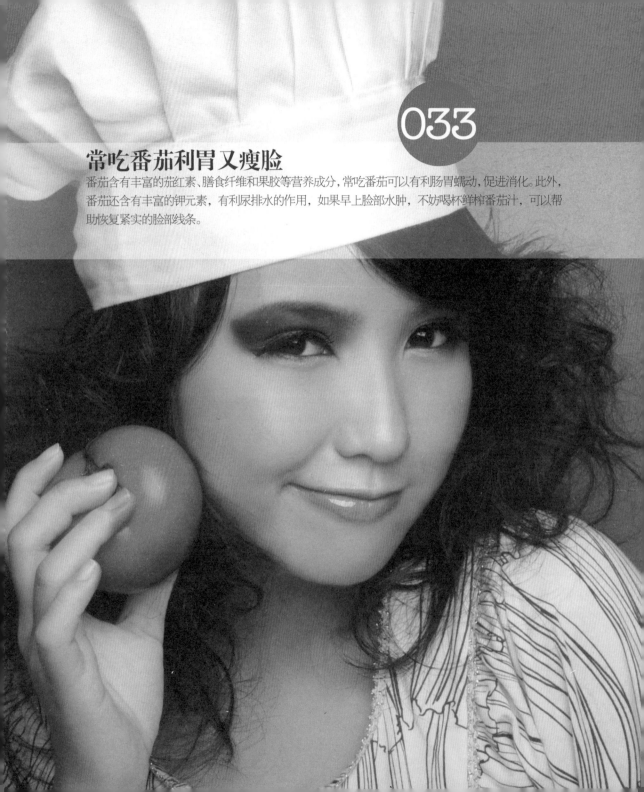

常吃番茄利胃又瘦脸

番茄含有丰富的茄红素、膳食纤维和果胶等营养成分,常吃番茄可以有利肠胃蠕动,促进消化。此外,番茄还含有丰富的钾元素,有利尿排水的作用,如果早上脸部水肿,不妨喝杯鲜榨番茄汁,可以帮助恢复紧实的脸部线条。

按摩改善面部水肿

面部水肿除了从饮食方面改善，还能用按摩来帮助排水。双手合拳，以指节部位在两侧颧骨下方轻轻向上推按。可有效改善面部的水肿现象，紧致肌肤。

抬头望天减少脸部赘肉

将脸部朝上，尽量伸展下巴和脖子，然后肩膀向下压，紧闭嘴巴，这样可以锻炼下巴与颈部的肌肉，有效减少下巴和颈部的赘肉。

睡眠充足水肿不再

拥有充足的睡眠且保证睡眠质量对于瘦脸也是很重要的。每天按时睡觉能促进体内的新陈代谢，长期坚持可以减少面部水肿现象，就会发现脸变小了。

骨骼歪斜型的瘦脸方法

纠正平时爱驼背，盘腿及用手托脸的不正确姿势，骨盆体操的具体做法：平时多做骨盆体操改善腰部歪斜的状况。两腿打开与肩同宽，两手叉腰，向右侧扭动腰部10圈，再向左侧扭10圈，脚跟不能离地，脚掌向前。两腿打开与肩同宽，手放在髋骨位置，将腰部向右侧推10次，再向左侧,10次，保持上半身笔直不能弯腰。

海带敷脸排水肿

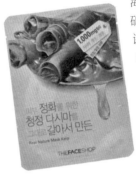

海带和海带汤中都含有丰富的矿物质，可以促进皮肤新陈代谢和水循环。可选择含有海带精华的面膜进行敷面，或者用海带煮水，滤去海带，用煮好的海带水洗脸 10 ~ 15 分钟，也能起到同样的效果。

拔智齿也能瘦脸

如果你深受智齿的困扰，不妨将其拔除，不仅可以减少智齿造成的痛苦，还能让脸看起来变小一些。面临智齿问题时，务必要到正规的医院进行检查和拔除，以防操作不当带来感染。

浮胖水肿型的瘦脸方法

在生活中养成早睡的习惯，睡前不要饮用太多水，包括饮食中的盐分摄取量要进行一定的控制。晚上 8 点以后，避免喝含咖啡因的刺激性饮料。平时通过按摩可以改善这种类型的脸胖，使肌肉柔软，体内循环畅通，从而达到瘦脸目的。

DIY 马铃薯
紧致面膜

马铃薯去皮和糯米一起入锅蒸 30 分钟至酥烂，将马铃薯、糯米、蜂蜜、冷开水一起加入搅拌机搅拌均匀，待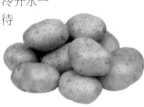冷却后即可敷面，15 分钟后用温水洗净。这款面膜可收紧松弛皮肤，使面部线条更紧致。

巧用芹菜汁
瘦脸

将去皮的西柚和洗净的芹菜一起放入榨汁机中榨成汁，涂抹在脸上，15 分钟后用温水洗净。这款自制芹菜面膜可有效清洁肌肤细胞中的污垢与杂质，去除脸部多余油脂，紧致面部。

常按颧骨
凹陷处

以小拇指指节，自鼻翼两侧沿着颧骨下方向外推刮，会经过脸上非常重要的颧骨三大穴，尤其是颧骨正下方的凹陷处，常按能排水消肿，对于眼周肌肤的拉提也有不错的功效。

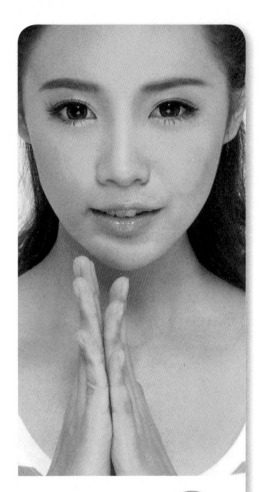

温水冷水交替
洗脸

用温水和稍冷的水交替洗脸，可以促进面部血液循环及新陈代谢，长期坚持不但可以排除多余水肿，还可以令面部肌肤紧致有弹性。

DIY 萝卜面膜 045

将胡萝卜榨汁，加入藕粉、鸡蛋黄，搅拌均
匀后即可用于敷面，15 分钟后用温水洗净。
胡萝卜面膜可以在肌肤上形成一层薄膜，拉
紧肌肤，收紧轮廓，同时保持肌肤柔软有弹
性。

坚决不碰香烟 046

香烟会破坏身体内的维生素 C，对皮肤弹性
构成威胁，从而影响面部轮廓，造成面部线
条松弛。所以，为了皮肤着想，应该戒除香
烟，果断远离充斥二手烟的环境。

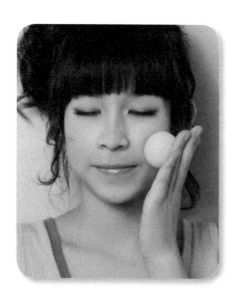

DIY 苦瓜面膜 047

将苦瓜洗净、去瓤后榨汁，在苦瓜汁中加入
山药粉、蜂蜜，混合调匀后即可敷面，15 分
钟后用温水洗净。苦瓜面膜可以美白瘦脸、
排毒养颜、平衡油脂分泌，使皮肤紧致清爽。

按摩后毛巾
热敷 048

用热毛巾敷脸，可以缓解脸部紧绷的肌肉，
帮助脸部放松，配合一些脸部运动瘦脸的效
果会更好。一般每 5 分钟更换一次毛巾，最
好交替使用。每次热敷时间 15 ~ 20 分钟。

握拳提拉有助
消除双下巴 049

双手握拳后，以指节自耳根下方向下推刮至
锁骨处，这个方法对于疏通淋巴结、消除双
下巴有很好的功效。

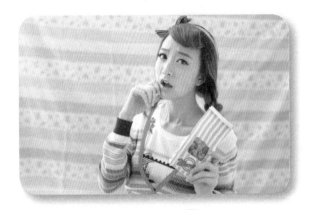

DIY 冬瓜面膜 052

冬瓜去皮、去籽，洗净切块后榨汁，过滤后在冬瓜汁中加入绿豆粉，搅拌均匀，将面膜纸浸泡其中并敷面。15 分钟后再用清水洗净脸部即可。这款面膜有排水去肿的作用，可以帮助瘦脸，还能缓解脸部痘痘滋生。

画高眉峰拉长脸部 050

眉毛画得太长或太短，都会让脸部轮廓看起来短而宽。想要拉长脸部，可先在眉骨处刷上一层淡淡的高光，再用挑高的方式勾勒出山型的眉毛轮廓即可。

减少听重低音 053

保持好心情、时常面带笑容也是瘦脸的秘诀之一，长时间听低沉、沉重的音乐，会让面部表情不自觉地变得沉重，容易引起面部下垂。

避免枕头过高 051

枕头过高会影响头部乃至颈部的血液循环，长此以往，不但对颈椎不好，还会影响面部血液循环造成水肿，因此一定要改掉高枕睡觉的习惯。

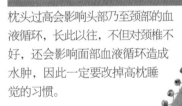

运动双颊 054

像吹泡泡一样努力鼓起嘴，坚持 10 秒，然后努力地瘪起嘴，坚持 10 秒，反复数次。每天坚持，可以锻炼肌肉，紧致线条，减少两颊的脂肪。

刮走面部水肿

用大拇指按压两侧颧骨靠近发际的微凹处，以弧线沿脸颊轮廓轻刮，并以同样的手法轻刮额头两侧，可以促进面部循环，排除水肿。

低脂美味瘦脸鱼

柴鱼或是银鱼等鱼干都含有优质的钾成分，因此，蒸、煮、炒或做汤时加些小鱼干，既美味营养，又可瘦脸，具有双重良效。

冷热毛巾交替敷脸

早上起来最容易水肿，应急方法是，先用热毛巾敷脸，然后用冷毛巾，重复3次，至少15分钟。冷热交替，可以让血管收缩、扩张，促进肌肤的血液循环，可以排出多余的水分。

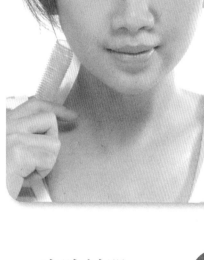

瘦脸神器胡萝卜

胡萝卜富含维生素和胡萝卜素，能刺激皮肤的新陈代谢，增进血液循环，有改善脸部皮肤的作用，同时胡萝卜素还能加快脸部脂肪的燃烧。

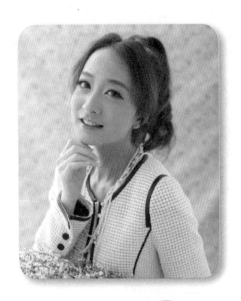

按摩眼眶助瘦脸　061

双手的食指与中指分别放在鼻梁两侧，顺着鼻梁向上，沿着眉骨的方向按摩，眉峰附近的眼窝处有一个小窝，轻按 1 分钟左右，然后顺着眼眶的边缘按摩回到初始位置，重复 3 ~ 5 次。

塑料瓶按摩去除双下巴　062

从下颚往耳下腺淋巴的方向进行按摩，可消除双下巴。在饮料瓶中装入温水，瓶底边缘对应下颚，往耳朵的方向滚动 5 次。另一侧也用同样的方法进行。

调整午睡姿势　059

午休时趴在桌子上睡觉的姿势，会让脸部承受过重压力，导致面部肌肉僵硬和变形。最佳姿势应该是仰姿，比如垫上靠枕面部朝上躺在椅子上睡。

巧用胡萝卜按摩瘦脸　060

挑选大小匀称的胡萝卜两根，洗净去皮后削成棱角稍圆的六边形。在脸上抹上薄薄的一层橄榄油，然后用削好的六边形胡萝卜在脸颊、额头和下巴部分来回滚动，15 分钟之后洗净脸即可。

自制胡萝卜芹菜瘦脸汁　063

将胡萝卜和芹菜切丁丁放入榨汁机中榨汁，倒出滤过渣之后就可以直接饮用。如果喜欢偏甜一点的味道，可以加一勺蜂蜜搅拌。每天早上喝一杯，养颜又瘦脸。

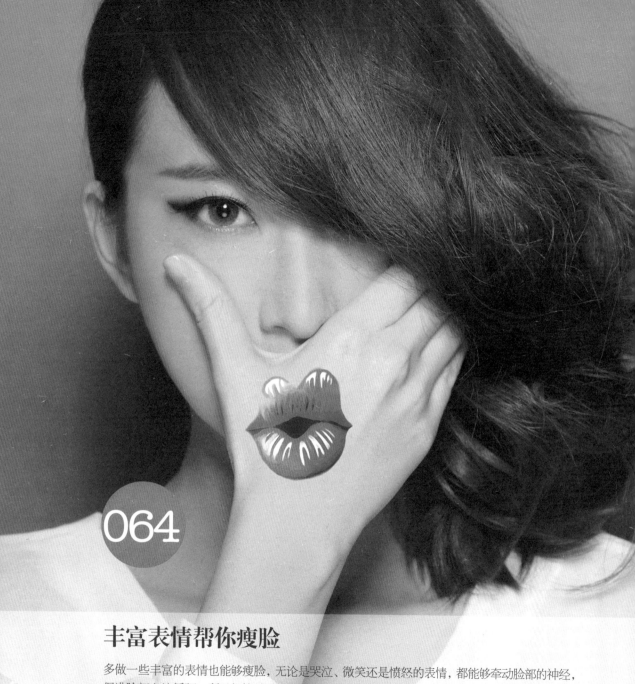

064

丰富表情帮你瘦脸

多做一些丰富的表情也能够瘦脸，无论是哭泣、微笑还是愤怒的表情，都能够牵动脸部的神经，促进脸部血液循环，所以赶快动动脸做表情吧！

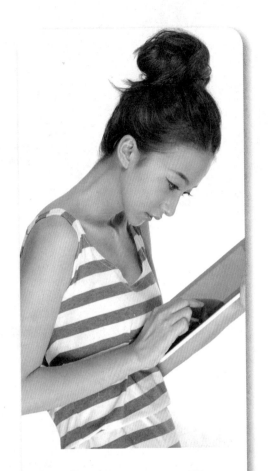

避免长时间低头

进入 3C 时代，人们越来越习惯于低头看手机、平板电脑，面部肌肤也越来越松弛、下垂，尽量避免长时间低头是保持面部轮廓紧致的关键。

柿子饼做零食

柿子饼甜腻可口，对于想瘦脸又爱吃甜食的美眉们，它将是最佳选择！它营养价值很高，一个柿饼的维生素 C 基本能够满足一天所需量的一半，同时还可以帮助肠胃消化。

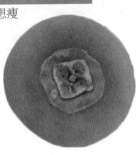

强化肾脏促进排水

中医认为，黑色主肾，且肾脏与体内水分的排泄息息相关。多吃黑豆及黑芝麻，可以加强肾脏功能，帮助排除体内多余水分，水肿脸自然会变小很多。

雪梨瘦肉瘦脸汤

以瘦肉、雪梨为食材，加入适量红枣、百合、胡萝卜、姜片一起炖汤，不仅可以清热、排毒、去燥，还能起到美颜、瘦脸的效果。

唱快歌瘦脸

唱歌可以帮助我们锻炼脸部肌肉，特别是唱快歌时，脸部表情和声音可以刺激脸部血液的循环，有助于紧实脸部线条。所以，和朋友去 KTV 或者卡拉 OK 唱歌时，不妨多唱几首快歌。

消肿一阳指

以食指指节，自太阳穴处向下刮至耳根处，除了能够疏通淋巴腺之外，对于时常感到太阳穴肿胀的人，也能够起到非常舒畅的放松筋络的效果，甚至因为放松肌肉，还会起到改善表情纹的效果。

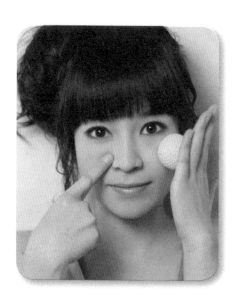

热导面膜瘦脸法

每周 2 次使用温感型的面膜敷面，这种温感型面膜可以很好地提升皮肤的温度，达到排毒紧致效果，而且可以排出面部多余水分，使轮廓日渐清晰。

锻炼颈阔肌除双下巴

用嘴唇含住饮料瓶瓶口，做"啊"的发声练习，反复做 15 次。在此过程中，嘴唇要保持用力，且一定要用嘴唇用力含住瓶口，而不能借助牙齿的力量，这样才能达到锻炼颈阔肌的效果。

1 秒钟腮红瘦脸法

使用比肤色稍深一点的腮红，从脸颊往太阳穴斜刷，然后用刷子上的余粉淡淡地补刷在下巴两侧即可。这样就可以利用视觉上的错觉把脸部拉长。

用杜松精油祛除面部水肿 074

将杜松精油与基础油调和后按摩面部，杜松精油能够缓解炎症，利尿、消肿、抗蜂窝组织炎，具有很好的瘦脸效果。

冬瓜玉米汤 075

冬瓜和玉米有去脂肪与排水利尿的作用，可用它们来煲汤，在煲汤的过程中，尽量少放油。持续喝 1～2 个月，就会有不错的效果。

用迷迭香精油去除脸部水肿 076

将迷迭香精油与基础油调和可按摩面部，迷迭香精油具有较强的收敛作用，可以促进血液循环，减轻皮肤充血、水肿、肿胀、利尿、减肥。

薰衣草排除面部水肿 077

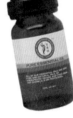

将薰衣草精油与基础油调和按摩面部，薰衣草精油可以解除充血与肿胀，还可利尿、通经络、催汗，对于局部减肥和全身减肥都有很好的效果。

按压迎香穴塑出巴掌小脸 078

"迎香穴"位于鼻翼旁的凹陷处，两手各持一个饮料瓶，瓶盖对应两侧鼻翼的"迎香穴"，并进行基本呼吸，在吐气时加压按摩。

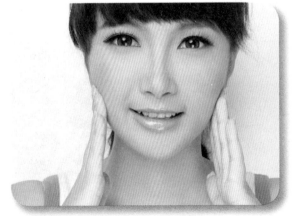

脸部刮痧 瘦脸法

用玉片或者水晶片，以下巴为分界线，从下巴开始，向左边脸颊刮上去，刮至耳部，右边同理，一边刮 50 下，开始会有酸痛感，几天后就会逐渐缓解。

少吃咸的食物 和宵夜

少吃咸的食物和宵夜，饮食尽量以清淡的为主，因为盐分中的氯化钠会吸收血液中的水分，让越来越多的水分停留在身体的组织液中，容易使得我们的身体发生水肿，为了避免脸部水肿，在饮食上应该选择吃得清淡一些。

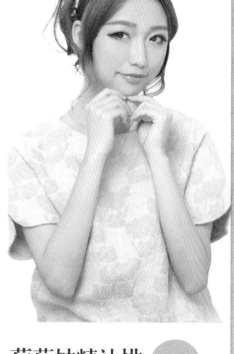

自制瘦脸西瓜 雪泥

将西瓜去皮切成小块，与冰块一同放入果汁机内搅打均匀，加入果糖拌匀即可食用。西瓜本身具有利尿的效果，可促进水分的排出，最好以加冰块为主，对于去脂很有帮助。

葡萄柚精油排 水消脂 082

葡萄柚精油适用于分解脂肪团，对于减轻体重和利尿也有积极的作用，还能帮助身体排除过多的水分。

自制排毒瘦脸沙拉 083

哈密瓜、西瓜、苹果、菠萝、香蕉切丁入盘，把蜂蜜和蛋黄酱搅拌后倒入盘中，加入适量沙拉酱后和水果一起拌匀即可，具有解毒、排毒、去脂的作用。

茴香精油消除脸部脂肪 084

茴香精油不但可以收紧松垮的皮肤，还能有效防止皱纹和橘皮组织产生，与基础油调和按摩面部，对于瘦脸很有帮助。

畅通后颈淋巴循环 085

在饮料瓶中装入温水，瓶身横放在后颈部，上下来回滚动 5 次，按摩舒缓后颈部，畅通淋巴循环，可以有效地缓解颈椎疼痛。

矫正不好的呼吸习惯 086

许多人在睡着时，会无意识地用嘴巴呼吸，久而久之会造成嘴巴中的舌头前倾，甚至影响咬合，而且下巴也会不自觉变形。因此，要矫正自己的呼吸习惯，让鼻子充分主导呼吸状态。

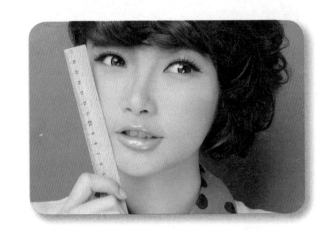

摒弃不良睡姿 087

很多人喜欢趴着睡，长时间让脸处于被压迫的状态，还容易长出皱纹，让脸变形。对脸部最好的睡姿是仰卧，但是如果喜欢侧卧的，最好能经常变化睡姿，例如今天是左侧卧，明天就变右侧卧，以保持脸形的对称。

常喝西芹牛奶美白又瘦脸 088

牛奶有美白功效，西芹营养价值也很高，还有促进口腔活动的功能。把两根西芹榨成汁与牛奶均匀搅拌后饮用，可以促进脸部脂肪燃烧，起到瘦脸的作用。

睡前避免饮水

089

水分的摄入也是有最佳时间的，水分过多而排泄不畅则会导致水肿。尤其是睡前大量饮水，容易导致第二天起床后脸部及眼部水肿，这是因为人在睡眠状态下新陈代谢减慢，因此对水分的代谢也就变慢了。

改变狼吞虎咽的习惯

090

吃饭的时候吃得很快不是一个好习惯，它可能会让脸部一直也瘦不下来。吃饭狼吞虎咽，食物通常没有真正磨碎就进入胃中，造成消化缓慢，脂肪过剩，日积月累，让多余脂肪堆积越来越多，容易造成脂肪型脸胖。

勺子瘦脸法

091

准备一把小钢勺和一瓶小橄榄油，把橄榄油涂在小钢勺的勺心和勺背，然后握住勺柄，用勺心轻轻拍打肌肤，再反过来用勺背贴紧脸部肌肤轻轻按压，再用勺背按摩脸部各个部位。

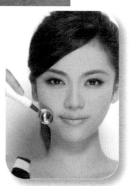

摒弃用肩膀夹着接电话和托下巴

092

习惯用肩膀夹着打电话，或者用手托着下巴，容易造成脸形左右不对称。脸形不对称不仅会让脸看起来更大，而且会让脸看起来不自然、不美观，坚持改正这些日常不良习惯才有利于瘦脸。

柠檬精油消除脸部脂肪

093

柠檬精油的净化美白、纤体功效极佳，与基础油调和按摩面部，可以消除脂肪并改善橘皮、蜂窝组织，减缓衰老，紧致面部肌肤。

常按四白穴

094

常按四白穴，也就是眼保健操第三节，鼻孔两侧的那个穴位，不但可以有效地保护视力，还能瘦脸、美白。

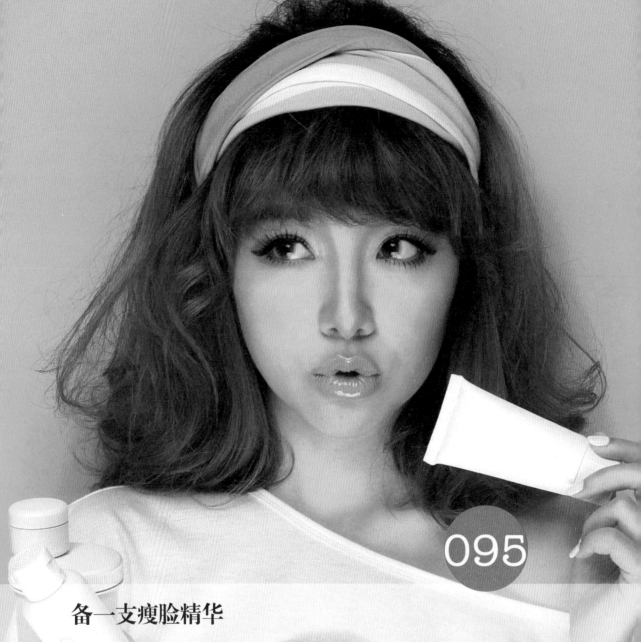

备一支瘦脸精华

市面上有不少主打瘦脸功效的精华，可以依据个人肤质特点选购一支瘦脸精华。早晚涂抹精华后再配合双手沿着脸部轮廓向上提拉按摩，坚持一段时间，即可收获性感小 V 脸。

肌肉松弛型的瘦脸方法 096

坚持每天做脸部表情肌肉的锻炼，多笑或者多说话来运动脸部肌肉。多食用富含维生素C的果蔬，例如橙子、花椰菜，以及富含维生素A的食品，例如肝脏、鳗鱼等，可以起到抗氧化的作用。多食用富含胶原蛋白的食品让皮肤柔软更有弹性，抑制法令纹的生长。

重复按摩消除大腮帮 097

一手握拳，拇指按住耳下，一手四指紧贴着颈部最上缘。拇指用力向下滑动到腮部不动，四指向下按摩颈部肌肉到锁骨上，重复5次再按另一侧。这样能消除两腮的肥肉，改善肌肉形状。

食盐瘦脸法 098

在洗脸时，首先用热水冲洗一遍脸，然后取适量食盐在脸上轻轻揉搓，注意不要用力过大，按摩时间保持1～2分钟即可，否则脸容易搓伤，用热水洗一遍后，最后再用冷水洗一遍。

脂肪胖脸型的瘦脸方法 099

停止不健康的饮食习惯，要做到饮食均衡营养；平时保持经常锻炼，促进脂肪燃烧；多吃富含胶原蛋白的食物，同时远离酒精；多做脸部放松操，经常按摩脸部。

DIY 大蒜面膜 100

把大蒜剥皮，再用中小火微波2分钟，加100毫升的水搅碎并过滤。在蒜水中加入绿豆粉，将纸膜浸泡其中并敷面，15分钟后即可用清水洗净脸。这款面膜具有瘦脸、治痘及去角质的功能。

改掉爱跷二郎腿的习惯 101

平时爱跷二郎腿极可能是导致胖脸的元凶，因为跷二郎腿会压迫神经，还会让腿部血液循环发生异常，造成静脉曲张，一旦回流不畅顺，就像体内发生严重的交通堵塞一样，脸部作为布满神经和大小血管的重要"交通要道"，就很容易被塞得十分臃肿。

肌肉型脸胖的瘦脸方法 102

改变咀嚼的方式，不要经常咬紧牙关，这样会使得脸部肌肉过度紧张。平时生活中多笑，因为笑时面部肌肉和皮肤血液循环加快，新陈代谢加强，有助于增强皮肤弹性，脸部肌肉还能够得到放松，可以有效避免肌肉变胖。

蒸汽桑拿瘦脸法 103

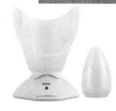

经常利用蒸脸仪蒸脸，可以促进面部血液循环，排毒排水，改善水肿状况，同时还能让皮肤更加紧致白皙。

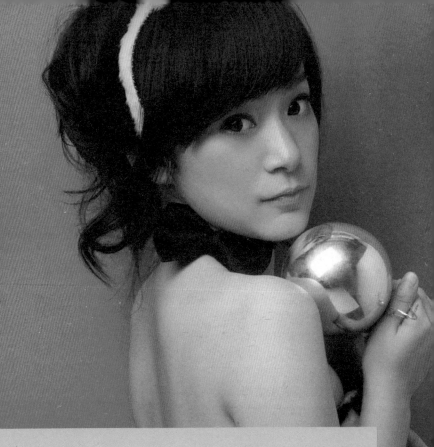

CHAPTER 2

美背

紧致魔法养出
冰肌背

双肩模拟拎东西

双脚开立与肩同宽站好，双肘后屈"拎"起双手，仿佛在拎很重的东西。努力使肩部向上提，让肌肉仿佛在"用力"。注意：动作中上身一直保持挺直，使脊柱有被拉伸的感觉。

改掉不正确的坐姿

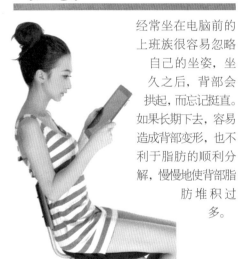

经常坐在电脑前的上班族很容易忽略自己的坐姿，坐久之后，背部会拱起，而忘记挺直。如果长期下去，容易造成背部变形，也不利于脂肪的顺利分解，慢慢地使背部脂肪堆积过多。

背部刮痧排毒

在日常生活中，可以定期进行背部刮痧，作为一种保健美背的方式。每周进行一次背部按摩或刮痧，坚持一段时间一定可以收到不错的效果。

无袖上衣让背部更纤巧

深色的无袖上衣，如黑色、深蓝色、紫色等，可以让整个上半身都看起来瘦很多，尤其是肩部。当然，前提是你的手臂没有太多的赘肉。

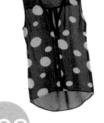

后背部提升运动

面朝着一个使用氧气垫支撑的木板或者长椅趴下，使得臀部与木板呈 45 ~ 90 度角，腿部要以木板的边缘作为支撑，保持自然下垂的姿势；同时要注意交叉弯曲小腿，将头部贴在木板上面。

调整站姿 109

很多人站的时候喜欢把重心移到某一条腿，双手叉腰偏向一侧，这样的站姿对瘦背是极为不利的姿势。长期站姿的不正，容易造成盆骨歪斜，左右不对称，盆骨的歪斜容易让身体骨骼都发生微妙变化。

粗盐搓背

在洗澡时，可以利用粗盐搓洗后背，这样反复按摩搓洗直至粗盐溶化，然后用清水将其冲洗干净。这个方法不仅能促进背部脂肪燃烧，还能消除水肿，达到瘦背效果。

踮脚尖姿势

两脚打开与肩同宽，两手叉腰，慢慢地吸气呼气，膝盖向下弯曲呈 145 度，这时候身体重心全部在脚掌上，然后慢慢地踮起脚尖，吸气的同时膝盖慢慢地伸直，最后慢慢地呼气回到初始状态，如此重复 10 次。

常吃葡萄柚有助瘦背

葡萄柚含有丰富的营养成分且热量极低，其富含特殊的酶，能影响人体吸收糖分，使糖分不会轻易转化为脂肪储存。因此可以有效防止背部脂肪囤积。

紧致背部肌肤

保持站立姿势，两脚分开与肩同宽，身体前屈 120 度，双膝微弯曲，手臂自然抬起，在胸前交叉，以划船动作的样子向后背滑动双臂。做三组，每组 12 次，每组间隔 30 秒放松。

定期去除背部角质

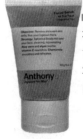

运动可以有效改善背部线条，但对背肌的护理也同样重要。定时去角质也是很重要的。每周 2 次用磨砂膏去除背部的角质，1 个月后背部的肌肤就会显得非常光滑。

游泳姿势

首先趴下俯卧并使腹部紧紧贴于地面上，双脚打开与肩部同宽，双手撑地，然后让上身直立，目视前方，缓缓地抬起双脚，就像游泳一样两脚上下快速反复踢一分钟。

屈体提哑铃

挺直站立，两脚与肩同宽，双手握哑铃，躯体与地面平行成 90 度，双膝微弯曲，背部与头部自然平行，平视正前方，曲臂向上提拉小哑铃至胸部。做三组，每组 12 次，每组间隔 30 秒放松。

仰卧瘦背

平躺仰卧之后，双腿合拢，将橡胶带套在脚底上。渐渐向上抬起右脚，让腹部用力揉捏。坚持腿部伸直，悄悄拉动橡胶带，让橡胶带尽可能地靠近身体。重复这个动作 5 次，然后换腿重复操练。

手肘练习

挺直站立，双手放在锁骨附近，将手肘并拢靠齐，停留保持 15 秒左右，再打开。重复这个动作不但可以锻炼背部肌肉，还能紧实胸部。

哑铃操瘦背

双手持哑铃，手心朝向身体内侧。调整呼吸，首先呼气将哑铃抬高到最大高度，感触背部的拉伸。然后吸气，渐渐将哑铃放下。重复操练这个动作数次，直到手臂酸软。

从鞋跟看背脊

如果你的鞋跟总是被磨得左右不一致，那就要当心了，最好去医院查查是否脊椎不好，导致背脊歪斜。

瑜伽美背

双膝打开与肩同宽跪在地面上，双手伸直支撑住，腰部放松。抬起头部，腰部向下压，臀部翘起，手臂和胸部紧贴在地面上。再慢慢将腰部抬起来，向上拱起，低下头，下巴尽量接近锁骨。

望肚脐运动背部法

椅子坐 1/3，双手叉腰，背部稍微弓起，下腹部用力，头向下垂，眼睛看着肚脐的位置，一次持续 10 ~ 15 秒，连续做 5 次。

并拢手肘锻炼背部肌肉

挺直站立，双手合十，脸部向前看，左腿上抬至胸前，身体弓背向前弯曲，伸展背部肌肉。做深呼吸并回复原位，换另一侧做相同动作。这样可加强锻炼背部的柔软度，放松绷紧僵硬的背部。

坐着时挺胸扩肩

坐着的时候也可以做挺胸扩肩运动，坐在椅子 1/3 处，抬头挺胸，挺直身体，然后利用肩膀的力量将双肩略微向后张，停留片刻然后恢复原位，这个动作最能锻炼背部肌肉，起到塑背效果。

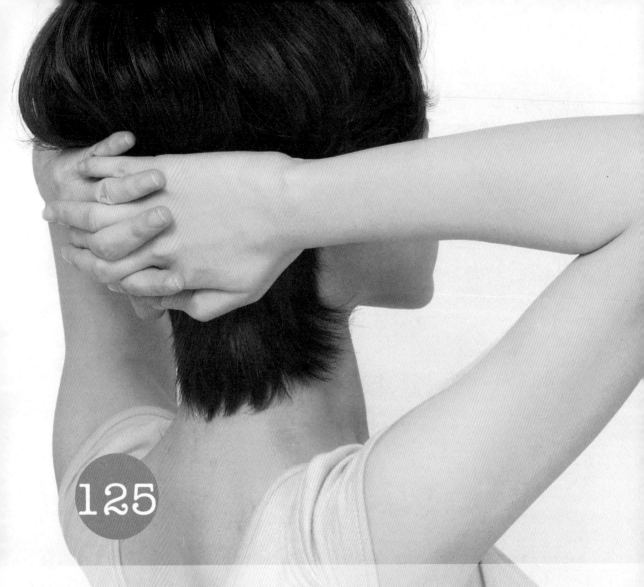

125

背靠收紧

双手合十，放在脖子后面，然后背部向后靠，至背部有拉紧的感觉，维持此动作 10 秒。这个动作可以拉紧肩胛骨和颈部的肌肉。

背部拉伸运动法

挺直站立，双脚张开与肩同宽，慢慢将双手背到身后，右臂伸直，掌心向外，延伸到臀部左侧的位置，左臂弯曲，握住右手手腕的位置，头部向左边倾斜，保持收腹状态，持续这个动作20秒后换另一侧。

使用背部靠垫

久坐于办公室的女性，可以为自己准备一个靠垫。使用有调整脊椎作用的靠垫，就能很好地加强支撑在背部的几个支点，让后背挺直从而减少赘肉的生成。

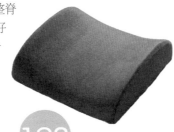

拉伸臂膀

坐在沙发上，背部挺直，左手自下向背后弯曲，右手自上向背后弯曲，两手握紧，同时，背部和颈部后仰，把胸部挺起来，它能锻炼到平时很难运动到的背部，让你有纤瘦美背。

四肢伸展

以仰卧的姿势，双臂与双腿向上伸展，用力抬起上半身，使双手与双腿平行。这个动作可以强化颈部和背部的肌肉线条。

向上拉伸美背

背部挺直站立，双手掌心向内，慢慢从身体两侧举到头顶，将手掌并拢合十。伸直双手，感觉整个人在向上延伸，然后慢慢抬起左腿，左脚贴在膝盖上，保持挺胸收腹，放松呼吸，做完换另一侧腿。

双掌背后合十

挺直站立，双脚张开与肩同宽，背部挺直，将双手弯曲放到身后，手掌在身后合十，指尖向上，大拇指向外侧，感觉背部和肩部肌肉被拉伸，收起腹部，保持20秒。

腰背锻炼

仰卧并抬起膝盖，双手撑住腰部，臀部以下做向上抬起的动作，注意利用腰背的力量，反复20次左右。

90度拉伸背脊

双腿并拢，背部挺直站立，上半身弯曲，与腿部成90度，手臂向前伸直，手掌按在墙上，收起腹部，手部与双臂保持在一条直线上，腿部保持笔直，身体稍微下压。

倒 V 紧背

俯卧，后背绷直，用前臂和脚趾支撑身体，颈部与后背在一条直线上。向上抬起臀部，使身体成倒 V 字状，头在双臂之间，保持 15 秒后再慢慢恢复初始动作。重复 5 ~ 10 次。

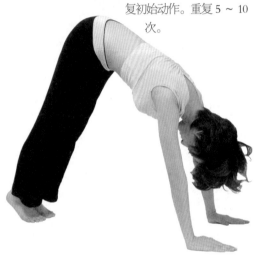

走路姿势看脊椎

如果走路时身体总向一侧倾斜，或者常闪到腰和岔气，一定要及时去医院检查，看自己是否存在脊椎歪斜的情况，以免情况越发严重。

坐姿训练

双脚全脚掌着地，身体完全坐在椅子上，绷紧臀部肌肉。肩部下沉，将力量集中于丹田处，身体重量落在坐骨上，然后将脊柱伸展，身体坐直。长期练习可以收紧背部肌肉。

仰卧抬背

仰卧，两肩紧贴地面，双手放在两侧，将腰背部位缓缓抬高，让身体最大限度成拱形，停留 15 秒左右。每天坚持，可以锻炼背部和后腰的力量，紧实肌肉线条。

分散肩背注意力

如果腰背特别雄厚的女性，最好不要戴中短长度的项链，这样会让你的背部显得更加雄厚。长款项链可以强调中心点，分散别人对你肩背部的注意力，有效掩饰"虎背熊腰"。

久坐伤腰囤脂肪

长时间久坐，椎间盘的压力相当于站着的 2～3倍，因此会造成腰、腹和背部肌肉疲劳损伤。此外，久坐也是造成背部脂肪囤积的最大元凶。

避免背部暗疮发炎

如果背部长了暗疮，切记不要用手直接去挤，以免发炎，使情况更严重。正确的方法是涂抹消炎产品，比如茶树精油，待其自动恢复。

背部战痘硫磺皂

针对背部痘痘的成因，可以从消炎和排毒两个方面下手"战痘"，特别是对由于螨虫感染引起的痘痘，使用具有强力杀菌功效的硫磺皂就可以轻松搞定。

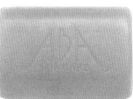

双手背握

双手在背后相握，手臂尽量伸直，尽力往上抬到极限，重复50次会感到肩胛骨上部分被挤压，同时胸部也得到了锻炼。如果双手在背后握不到，可以拿个哑铃或者矿泉水瓶。

按摩天宗穴

天宗穴正好在后背处。午餐过后，在写字楼下的健身器材上摩擦背部就可以刺激天宗穴，并疏通小肠经，促进周身血液循环，消除女人"虎背"感。

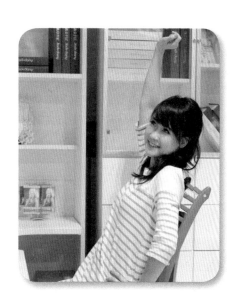

游泳锻炼

144

游泳可以拉动背部的肌肉群，让背部运动起来。无论是蛙泳、自由泳、蝶泳、仰泳等，对背部肌肉都是很好的锻炼，有明显减少背部脂肪的作用。其中以蝶泳减脂的效果最为明显。

每天爬行 10 分钟

145

俯卧，屈肘撑地，来回地爬行，每天坚持练习 10 分钟即可。这个动作特别适合背部、颈椎容易感到疲劳的人，不但可以舒筋活骨，还能锻炼脊背线条。

蛇式美背

146

双手支撑地面，身体挺直平趴在地，双臂支撑身体，使上身与地面保持 50 度。头部尽量后仰，保持此动作 1 分钟。重复 5 ~ 10 次。

轻敲秉风穴

147

秉风穴与天宗穴的距离很近，在抬起手臂时肩胛骨处的凹陷处。下午茶时间为自己准备便携按摩锤，轻敲秉风穴 3 分钟，肩膀乃至后背都能变瘦。

善用外搭修饰 肩部线条

148

使用穿搭技巧，是最快"改变"背部线条的方法。连衣裙外搭配上短款小西服，既能遮住背部和肩部的赘肉，又能显得大气稳重。

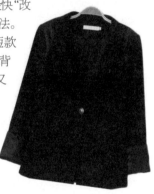

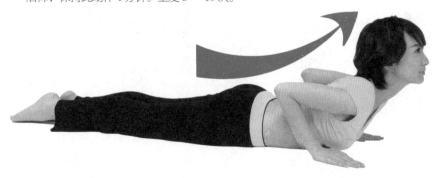

早晚伸懒腰

晚上睡前和早上醒来时，躺在被窝里伸个大大的懒腰，身体保持平躺，背部绷紧挺直，腰部以下分别向左右两侧转，有利于增强整个背部肌肉的弹性。

注意贴身衣物材质

平时最好选择棉质一类的吸汗效果较好的贴身衣物，保持背部干爽。另外，也一定要勤换内衣等贴身衣物。

调整电脑桌的高度

电脑桌过高或者过低，会导致肩颈酸痛，甚至脊椎病。最适合的高度是 67 厘米，这样可以保证颈椎和脊椎的自然弯曲，并放松颈部至背部肌肉。

及时调整坐姿很重要

如果坐着时，头部总不自觉地偏向一侧，或者一条腿总想搭到另一条腿上，就要赶紧调整坐姿，以免出现脊椎歪斜状况。

习惯平躺仰睡

当躺卧时脊椎所受的压力最小，所以适度的休息有助于背部酸痛的减轻，平躺时膝盖下放个枕头或是侧躺时两脚中夹个枕头都有助于脊椎压力的减轻，从而舒缓背部肌肉。

宽肩带收肩背

即使天气炎热，也不要不管不顾地选择细吊带。合适宽度的肩带，不仅会让裙子看上去更大方，而且会让肩背部分看上去更纤细。

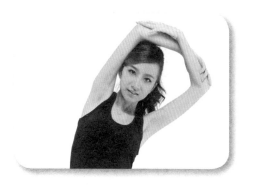

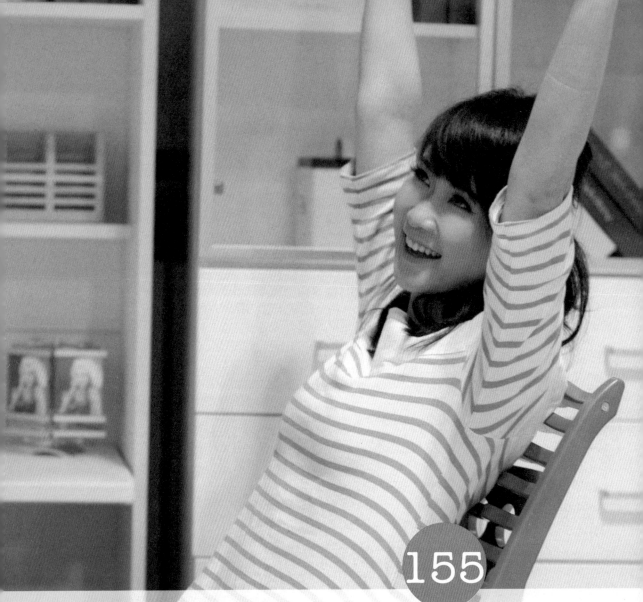

155

正确坐姿缓解背部疲劳

长时间的工作、学习是否会感到背部、腰部经常酸、痛、肌肉紧？这与不正确的坐姿有一定关系，正确的坐姿应该是坐时脊柱尽可能符合生理弧度、头颈不觉吃力、双腿适当放松。

背后系扣 修饰背部线条 156

背后系扣或系带的衣服，可以重点突出背部的线条，让肩和背更加性感，从而转移对肩背宽阔的注意力。

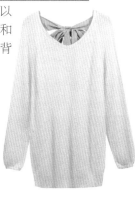

按摩背部 159

脊柱正中是人体督脉的循行部位，按摩背部有助于激发和调理脏腑经络之气，加速血液循环，促进新陈代谢。经常按摩背部，不但可以消脂减肥，还能够提升整体气色。

半月式 美背操 160

挺直站立，双腿伸直，挺直腰身，保持双手平举，慢慢将上半身向左弯曲，右腿抬起保持平衡。深呼吸并恢复到开始站立动作，换另一侧练习，反复做 10 次。

练习瑜伽 157

瑜伽中有很多动作可以锻炼到不常运动的背部，研究表明，经过两个月的瑜伽练习，不仅可以让背部曲线更加完美，甚至 42% 患有背部疼痛的患者症状都会减轻。

划桨动作 美背法 158

不放过任何一个划船的机会，也可以在家模仿划桨动作。建议你放上音乐，做完划桨练习后，还可以做些大幅度的转体动作来强化背部的深层肌肉。注意，转体时双臂要随着身体自然摆动。

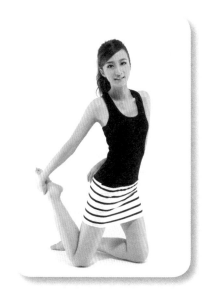

改掉跷腿习惯 161

很多女性会有意无意地跷二郎腿，经常跷二郎腿其实是个不好的习惯，会导致血液流通不畅，久而久之就会导致脊椎变成 C 字形，引起背部疼痛。

常敷背膜 162

别以为只有面部需要敷膜，容易被忽视的背部更需要护理！敷背膜不仅可以控油抑痘，更是收紧背部皮肤松弛的好方式。

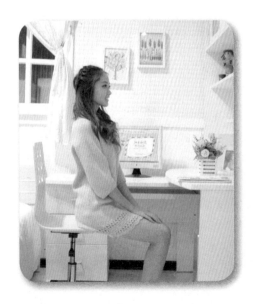

后背减肥操 163

两脚并拢站好，双手交叠手心向上，举到头上并尽量向上方延伸，脚跟踩地，眼睛朝上看双手，重心慢慢往后，倾斜到背部身体的肌肉可忍受的最大限度时停住，维持 10 秒。

交叉前倾 164

双腿并拢站立，双手置于脑后交叉。胸向前倾，然后回来，前倾时只上半身下压，背部用力，重复 20 次。这样可以锻炼背部肌肉，紧实线条。

坐姿扭转 165

坐在椅子上，双手扶座椅把手做固定，挺直腰背，抬下颌并向上拉伸颈部，上半身分别向左右两侧做扭转。这样可以锻炼颈部、背部、腰部的肌肉，使其更加紧致。

插肩袖收肩背 166

无论是短袖还是长袖，插肩袖对于肩背宽阔的人来说都是不错的选择，它可以在无形中收窄你的肩背。

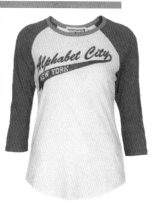

拉回圆肩 167

圆肩就是缺乏锻炼造成的胸背部肌肉失衡，常常伴随着驼背和含胸。对此，一定要多进行拉伸背部的运动，背部肌肉紧致了，肩膀自然会拉回去。

桥式美背 168

仰卧平躺，双腿分开并屈膝，用手臂和脚的力量撑起身体，背部、臀部和大腿离地成一直线，让身体侧面看起来就像一座桥。这个动作可以让肩胛骨附近的肌肉得到充分的锻炼。

肩颈热敷 169

用热毛巾敷肩颈部位，可以疏通经络，加速循环，很好地缓解疲劳，同时还能防止肩颈脂肪囤积，也能有效舒缓肩颈疼痛。

站姿扭转 170

挺直站立，双脚同肩宽，向上伸展双臂，在脑后交叉，右手触左肩，左手触右肩，收腹，向左侧扭转身体，停留 5 秒后回中心位置，再向另一侧扭转，重复做 5 ~ 10 次。

俯卧上扬

身体俯卧，双手交叉，放在臀部，收紧下巴，将上半身向上仰约 35 度，尽可能停留多一点时间，然后慢慢回复，重复 30 次左右。

拉紧背肌

工作时每隔 45 分钟进行简单运动可令背肌松弛，不让肌肉有僵硬变厚的机会。坐在椅子上，腰背挺直，左手轻握右边座椅扶手，直到后背肌肉有拉紧感，维持 10 秒，换另一侧。

葡萄柚精油推背

葡萄柚精油适用于分解脂肪团，而且可以畅通循环，对于背部僵硬厚重的肌肉和脂肪都有很好的帮助。

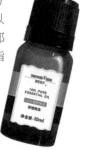

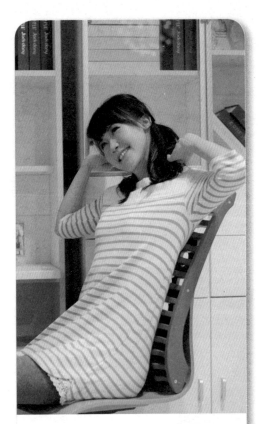

定期活动

久坐的上班族，要预防腰背肌肉损伤和脂肪囤积，最好每 40～60 分钟改变一下姿势，或站起来走走，休息 5 分钟。

丰胸美背操

上班族休息时可以站在桌边，将手掌平放在桌面上，放低身体重心，然后慢慢往后仰，将全身力量集中在背部、胸部，坚持10秒。这一动作可有效丰胸，紧实背部线条。

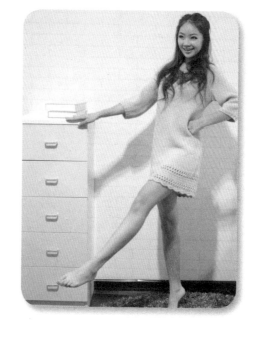

单腿平衡瘦圆肩

单腿站立，左腿抬起90度，收紧腹部和臀部，保持身体平衡。双手举起哑铃至水平，上下反复10次，换另一侧腿再做10次。坚持一个月，圆肩很快就会消失。

扩胸运动 177

早上起床和晚上睡觉前做几分钟大幅度的扩胸运动。根据背部肌肉的拉伸感和活络程度来调整扩胸运动的节奏，这样便能达到燃脂的效果。

蝙蝠袖搭配遮赘肉 178

宽松的蝙蝠袖可以很好地遮挡背部的赘肉，但要注意下半身不要搭配宽松的款式，建议搭配紧身小脚裤来突显长腿，吸引对背部的注意。

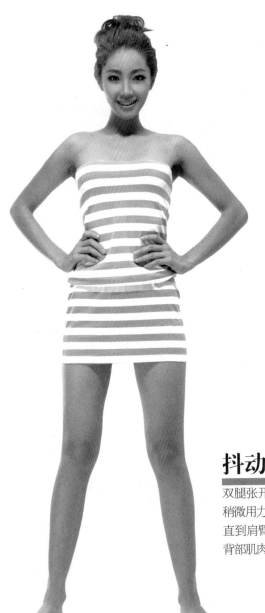

锻炼肩颈线条

站在座椅后面，两只手扶在靠背上，两脚与肩同宽站好，挺胸仰头，使腰部下沉，臀部向后翘，保持 10 秒后头部向下压，含胸、背部拱起。两个动作交替进行，能锻炼肩颈线条。

避免紧身不透气的衣物 180

如果背部有痘痘或者有赘肉，就要避免穿紧身、不透气的衣服，它们会让背部无法呼吸，并且让赘肉无所遁形。

抖动肩臂

双腿张开和肩同宽，自然站立，双手叉腰，稍微用力双臂前后抖动，反复练习这个动作，直到肩臂感到疲劳。这个动作可以有效锻炼背部肌肉，让背部更加紧实。

加速肩背循环

坐在椅子上，两手叉腰，肩膀向前倾，腹部往后凹，背部拱起，脖子尽量伸直舒展开来。保持几秒后把背部挺直，胸部挺起，肩膀往后夹，脖子向上伸直。这样可以有效促进肩背血液循环。

反式平板支撑

坐在地毯上，双腿向前伸直，双手手掌放在身体左右两侧，深呼吸并保持身体不动。慢慢吐气，将臀部抬离地面，并且伸直双腿，保持30秒左右。这一动作可以有效地抻拉到双肩和胸部的肌肉。

俯卧撑好处多多

科学研究数据显示，女士适当地练习俯卧撑，不仅可以丰胸，紧致胸部，还能塑造曲线更好的香肩、背部和手臂。

调整座椅放松肩胛

调整座椅高度及靠背的斜度，让肩胛骨靠在椅背上，双肩放松，下巴抬起不要靠近脖子，这样可以让肩背得到最大的放松。

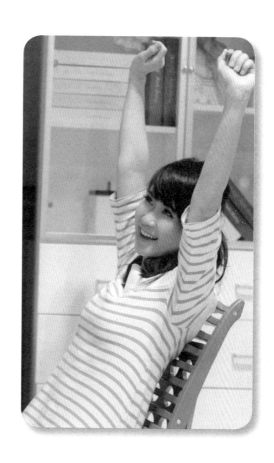

美背泥膜 186

含有高黏土成分、天然火山泥浆成分、天然矿物维生素成分的泥膜，能像吸水纸般吸收肌肤内过多的油脂和角质呈中的脏东西，用于给背部去角质、排毒。

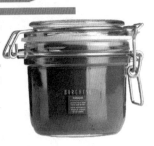

颈背紧致操 187

坐姿，背部挺直，双手合十放胸前，头部向后仰直到脸部完全向上。这个动作能锻炼前颈、后颈及上背部，收紧肌肉，紧实线条。

驼背让你胖一圈 188

经常驼背不仅会让人看起来虎背熊腰，还会压迫女性胸部组织，影响胸部健康。建议走路时应保持背部平直、收腹、提臀、上身的整体感觉向上。

侧坐对电脑 189

坐在办公桌前，让椅子向着左边，扭动腰部对着电脑，每隔一会换另一边，左右两侧重复练习。这个动作可以缓解因为长期维持同一个动作而导致的腰背部肌肉僵硬、肥厚。

倒走减肥 190

倒着走可以使腰背部肌肉有规律地收缩和放松，有助于锻炼腰背肌肉。此外还可改善腰部血液循环，对缓解腰背痛及解除下肢疲劳较为有效。

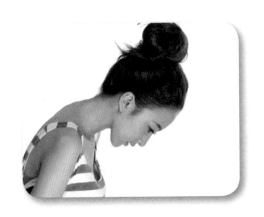

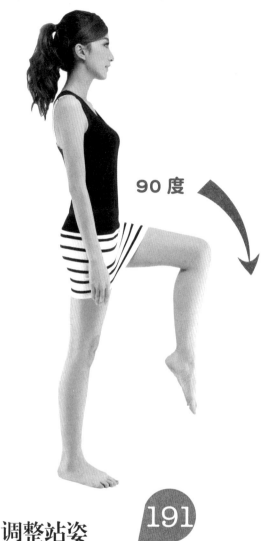

90 度

单腿站立

身体站直，一只脚抬起，大腿与小腿形成 90 度，为了保持平衡，人体会自发地收紧全身肌肉。因此，单腿站立对背部及腿部肌肉的锻炼都很有帮助。

舒展背部线条

盘坐于瑜伽垫上，上半身保持坐直。将肩关节往后、夹紧肩胛骨，同时双手往后、手掌放在臀部后侧，手指朝前。吸气、挺胸，头顶往上延伸、脊椎自然延伸。

减掉背部赘肉

坐在椅子前 1/2 的位置，背部挺直，下半身固定，向左边扭动腰部，旋转上半身，让右手放在左腿膝盖上，左手放在腰部后面，然后换方向进行 10 次。

调整站姿

很多人喜欢站的时候把重心移到某一条腿，双手叉腰偏向一侧，这样的站姿对瘦背是极为不利的姿势。长期站姿的不正，容易造成盆骨歪斜，左右不对称，盆骨的歪斜容易让身体骨骼都发生微妙变化。

仰卧起坐

人们都知道仰卧起坐是最佳瘦腹运动，其实它对于背部也有很好的锻炼，可以收紧背部肌肉，使其更有弹性。

久坐后舒展肩膀预防关节病

长时间久坐会让整个躯体的重量全部压在腰部，导致压力面承受不均，容易引起腰背部肌肉酸痛、下垂。所以，每次坐立 40 分钟后应该提醒自己起身，舒展肩膀 5 ~ 10 分钟，能有效舒缓腰背酸痛，还能有效预防关节病。

贴墙直立

靠墙站立，把头部、肩胛骨、臀部、脚后跟紧贴墙壁笔直站好，坚持 3 ~ 5 分钟。长期坚持可以很好地锻炼肩背的线条。

锻炼肩胛骨肌肉

双膝跪地，大腿与小腿呈 90 度，双臂撑地，头往下方，上身往上弓起，整个背部及腰部成弧线向上拉动，维持 5 秒。然后背部向下压，腰部仰起，保持 5 秒。

紧致腰背线条 199

坐在椅子上，背部挺直，双手放在大腿上。然后让胸部带动腰部向身体一侧平行移动，保持这个姿势 5 秒左右再向另一侧移动。

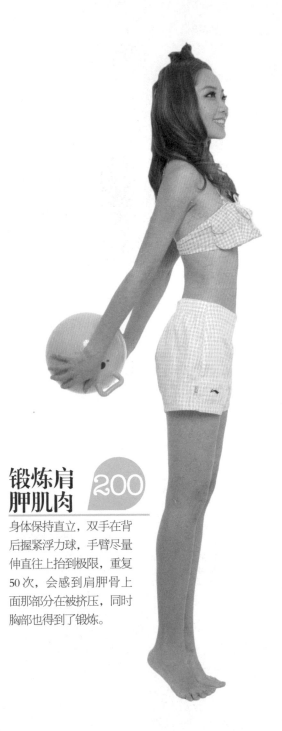

锻炼肩胛肌肉 200

身体保持直立，双手在背后握紧浮力球，手臂尽量伸直往上抬到极限，重复 50 次，会感到肩胛骨上面那部分在被挤压，同时胸部也得到了锻炼。

活动肩颈

坐在沙发上，双膝关节并拢，脊柱立直并深呼吸，双手臂在背部反扣，手掌合十。深呼吸，头部转向身体的一侧，保持 2 ～ 3 次呼吸，再重复另一侧。这个动作可以有效缓解肩颈的压力。

选择合适高度的枕头

从生理角度上讲，枕头以 8 ～ 12 厘米高为宜。太低容易造成落枕，或因流入头脑的血液过多，造成次日头昏脑涨、眼皮水肿。枕头过高会影响呼吸道畅通，易打呼噜，还会导致颈部不适或驼背。

运动完不可以马上吃东西

运动后黄金 39 分钟内是身体的最佳吸收时间，这个时候身体更需要水分和养分，如果马上吃东西或喝水，身体吸收的就会更快，可能会比以前吸收更多营养成分，容易发胖。

粗盐搓背

在洗澡时，可以利用粗盐搓洗后背，这样反复按摩搓洗直至粗盐融化，然后用清水将其冲洗干净。这个方法不仅能促进背部脂肪燃烧，还能消除水肿，达到瘦背效果。

椅子操改圆肩厚背

背部挺直坐在椅子上，背部不要靠在椅子背上，肩膀放松，两只手自然放在膝盖上。轮流把左右两边的肩膀往上抬，身体其他的部分保持不动，头部也不要歪斜。

拉毛巾美背法

首先在门把手上拴一条毛巾，双手各执毛巾的一端；然后拉一把椅子坐好，轻轻弯曲肘部，慢慢地往后拉毛巾，直至肘部与胸同高；最后慢慢收紧肩胛骨，重复以上动作 50 次即可。

洗澡时给背部控油祛痘

洗澡时用清洁刷清洁背部肌肤，帮助去除毛孔内的油脂污垢和老废角质。沐浴后，擦上控油抑痘的爽肤水和乳液。坚持一段时间，背部肌肤就会变得细嫩紧致。

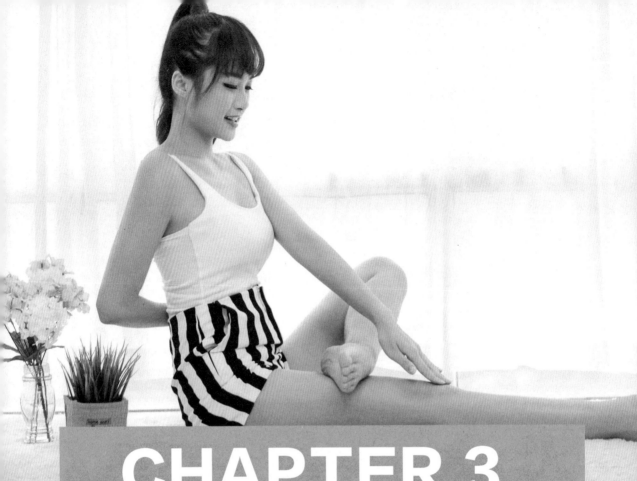

CHAPTER 3

收腹

告别"游泳圈"
修炼平坦腹部

避轻就重做家务

每天利用做家务的时间也可以瘦肚子，避轻就重挑一些费力的家务做，有意识地增加自己的运动量，在房间干净的同时也达到了瘦身的效果。

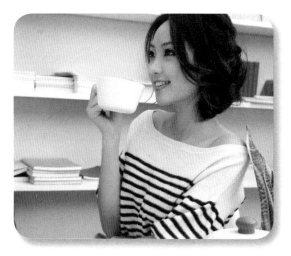

每天一杯蜂蜜水

每天早上醒来空腹时喝一杯蜂蜜水，可以很好地帮助肠胃蠕动，排除腹中的宿便，肚子自然就小啦。

摇呼啦圈 210

摇呼啦圈能使腰腹部肌肉得到很好的运动与锻炼，能起到瘦腰瘦小腹的目的。需要提醒的是，有腰肌劳损者、脊椎有伤者、骨质疏松患者不适宜此项运动。

多吃鱼和蛋

科学调查结果表明，多吃鱼和蛋等优质蛋白质让你有饱感并可增加能量，帮助减肥，尤其是可以减少腹部脂肪。

主食中加入粗粮

在主食中加入适量的粗粮，如玉米、小米、荞麦等，粗粮中富含的纤维素可以有效改善肠道环境，治疗便秘、肥胖等问题。

草莓是瘦腰冠军王

草莓含有"天冬氨酸"，除了能自然平和地清除体内的重金属离子，更能除去腰部的多余水分。

每天一杯咖啡

咖啡不但可以利尿消肿，还可以促进肠胃蠕动，帮助排便，因此早上一杯咖啡对于想要腹部平坦的人来说很有必要。

常吃覆盆子有助收腹

215

覆盆子能有效防止便秘、消除腹胀，无论是直接吃还是做成水果沙拉，对瘦腹部都很有帮助。此外，多食用覆盆子或者覆盆子果酒还能美白肌肤。

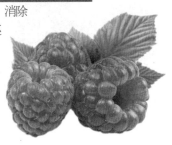

时常按摩腹部

216

以肚脐为中心，顺时针进行腹部按摩15圈，再逆时针按摩相同次数。坚持按摩，不但可以促进肠胃蠕动排除宿便，还能防止脂肪囤积。

吃合适的脂肪

217

多吃橄榄油、鱼类、亚麻籽油和豆腐，更容易保持苗条的身材。而玉米油、烧烤食品中含有的 $\Omega-6$ 脂肪酸，会引起腹部脂肪的堆积。反式脂肪酸也会增加腹部脂肪，尽量少吃。

多吃橙色水果和蔬菜

218

橙色水果和蔬菜除了含有纤维素，能延长饱胀感以外，其富含的维生素 C 和 $\beta-$ 胡萝卜素还能避免腹部脂肪堆积。

饭前一颗番茄

219

番茄所富含的植物纤维可吸附肠道内多余的脂肪，将油脂和毒素排出体外。在饭前吃一颗番茄，更可以阻止接下来吃饭时肠道吸收过多的脂肪。

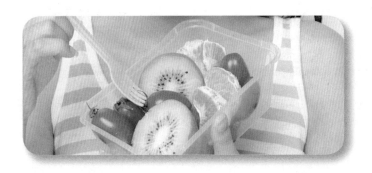

十字蹬腿 瘦小腹

220

平躺于地毯上,头和肩部抬起,双手交叠抱头,注意手指不要交叉。右腿弯曲贴近胸部,左腿抬起与地面呈 45 度角,吸气的同时上身向右扭转,用左手肘触碰右膝盖,左右交替练习。

饭后 30 分钟 适当运动

221

吃完饭后不要立即坐下,最好能保持站立姿势,可以选择散步或整理一些东西。如此除了减少脂肪堆积外,还能帮助消化。

弓步侧转 收腹法

222

左脚跨前一步,呈正弓步状,上半身向左转,右手伸直置于左腿左侧,左手伸直向耳际靠拢,坚持一段时间后,恢复初始动作。

腹式呼吸 锻炼腹部肌肉

223

平躺时可以尝试利用腹部进行呼吸,从而达到锻炼腹部肌肉的效果。利用鼻子深吸气,让腹部凸起后停留 3 ~ 5 秒,再慢慢吐气。

加强版 仰卧起坐

224

身体平躺,双腿屈起,双手交叉放在脑后,以小腹为中点,抬起上半身,同时左脚也向前缩起,直到双肘碰到膝盖,再回到原来的姿势。左右交替,相比常规仰卧起坐,此法对于小腹的训练更强。

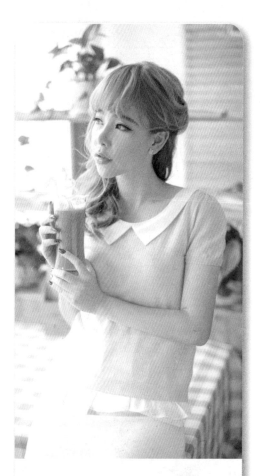

空中骑自行车

身体平躺，双腿弯曲抬起 45 度，两腿做骑自行车的动作，保持 5 分钟。这个方法对于小腹减脂很有效果。

坐抬腿收腹

坐在椅子上，两腿慢慢往上抬，将两手轻轻地放在小腹上，慢慢吐气同时收紧小腹，然后再慢慢吸气，长期坚持能有效减少小腹赘肉。

慢慢仰卧起坐

仰卧起坐是锻炼腹肌的最好方式，而且慢慢进行动作会更好地训练到腹肌的耐力，也不会因为太过激烈而拉伤腰部。

常吃木耳减掉腹部赘肉

黑木耳具有清肺益气、活血益胃、润燥滋补强身之效，其胶体更是具有较强吸附力，能够清洁肠胃，预防腰部脂肪堆积。

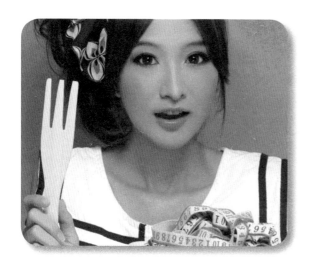

食用健康食品

酸奶与发酵的牛奶能激活人体内消化必须的物质，有助于改善肠道微生物系统环境，从而防止腹部隆起。

少吃面包和薯条

不吃面包和薯条等含大量淀粉质的食物，它们是导致腹部脂肪积累的一大敌人。淀粉主要是高热量的载体，本身不会让人发胖，但是摄入淀粉相当于摄入热量，摄入热量多到消耗不完，剩下的热量就会转化为脂肪储存起来。

精油按摩

沐浴后，在腹部涂抹瘦身精油，按顺时针方向转圈按摩。在较冷的时候，用吹风机中暖档将腹部周围吹暖后再按摩效果会更好，吹风机最好与身体保持 15 厘米以上的距离。

蓬蓬头按摩

以肚脐为中心，利用沐浴器里喷出的水对腹部按顺时针方向按摩。每次沐浴时都进行 5 分钟，长期坚持可有效地去除腹部赘肉。

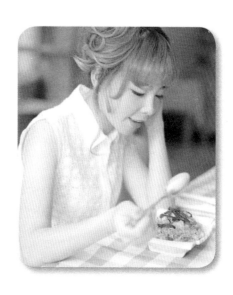

睡前 5 小时禁食

减肥的一大忌就是在睡觉前吃东西，睡眠的时候身体不需要运动，吃下的东西全部会被身体吸收变成脂肪囤积起来。如果太饿，吃少量的水煮青菜或水果即可。

上中下腹锻炼法

身体平躺，双腿抬起并尽量伸直，双手同样伸直尽量去够脚尖，此时腰腹会自然收紧抬起上身，这个动作可以将上腹中腹下腹都锻炼到。

多吃酸奶减少腹胀

酸奶所含的一些菌类可以促进消化系统的健康，有效缓解腹胀、便秘，让你的小腹看上去更加平坦。

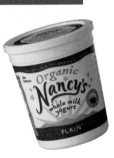

瑜伽活动的注意事项

一般来说，人们都是利用早晨、中午、黄昏或睡前来练习瑜伽姿式。饭后 3 ~ 4 个小时，或饮用流体半小时后，开始练习瑜伽最为合适。在练习瑜伽之前 1 小时左右洗个冷水澡，能让练习达到更好的效果。

一天一定要有一餐正常吃饭

在瘦身期间，最好保证每天中午吃一顿正常饭菜，不限制青菜量，米饭控制一碗以内。少量吃豆腐、海带、白煮鸡肉、清蒸鱼等。

减食收胃

将平时的饭量减少两成左右，能有效帮助胃部收缩变小，只需两个星期，就能明显感到腹部变小了。

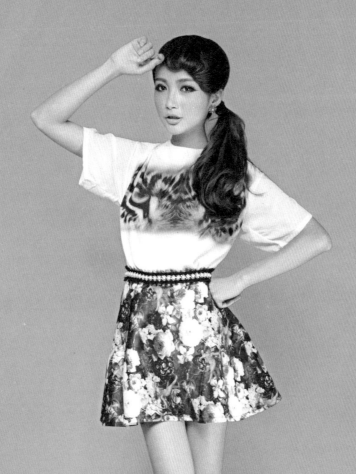

高腰遮盖小肚腩

高腰大摆款式的裙子不但可以提高腰线、拉长双腿，更是掩盖小肚腩的秘密武器，无形中让你瘦下来。

收腹抬腿

身体保持平躺，双手抱住大腿，利用收缩腹肌的用力方式将双腿抬起，膝盖成 90 度，小腿与床面平行，维持尽可能长的时间，然后慢慢将腿放下，重复 30 次左右。

粗盐按摩减腹法

每天洗澡之前，在腹部涂上适量的粗盐并进行按摩，不但可以去除腹部老化角质，还能排水减脂，让肌肤更细腻。

抱腿屈膝

身体平躺，背部稍微抬起，让肩膀离开地面，左腿伸直，右腿弯曲，双腿保持这个动作抬起，双手抱着右腿，让右腿尽量靠近下巴，保持 20 ～ 30 秒，然后换另一条腿练习。

空腹吃苹果

早上空腹先吃一个苹果，可以补充一晚上消耗的糖类，而且果糖很快便转化为葡萄糖，被人体吸收，不会变成脂肪，同时，苹果还能促进肠胃蠕动。

屈腿扭腰

平躺在地毯或沙发上，双腿弯曲自然摆放，双手手掌交叉放在脑后，用腰腹力量扭转身体，让右膝尽量触碰左手手肘，再换另一侧练习，重复 15 次。

低热量冬瓜

冬瓜与其他瓜果不同,它不含脂肪,并且含钠量极低,有利尿排湿的功效,常吃可以有效平坦小腹。

营养的早餐

早餐前喝一杯水,同时早餐搭配喝麦片粥、蔬果沙拉或豆浆,充足的水分及膳食纤维有助于排泄。

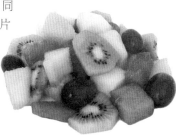

减少油腻的食物

想让肚子变平坦,就要减少食用油腻的食物、垃圾食品和甜食,因为它们都会让脂肪囤积在你的腹部。

口蘑低脂补硒

富含微量元素硒的口蘑是良好的补硒食品,同时它也是低脂肪、低胆固醇食品,常吃有助于调节甲状腺,燃脂减肥。

适量的晚餐

晚餐应以清淡为主,减少甜食和油腻的食物,蔬菜汤、小米粥皆可,还可以适当加一些蔬菜沙拉,但要记住,吃到8分饱即可。

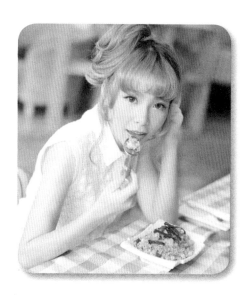

芹菜瘦小腹 250

芹菜中的木质素主要作用于肠胃，能有效促进肠胃运动，减少脂肪和毒素在肠黏膜的附着，由此带来的瘦腹效果极佳。

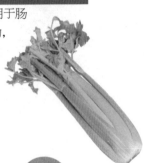

足量的午餐 252

午餐保持正常饮食，肉、蔬菜、水果都要摄取，午餐必须要吃饱，下午才不会因为太饿而乱吃东西。

屈腿画圈 251

身体平躺，一腿屈膝另一腿抬起 90 度向上伸直，腹部收紧。吸气的同时伸直腿做顺时针画圈，呼气并停止画圈，再吸气，伸直的腿逆时针画圈。练习 5 次后换另一侧腿进行练习。

V 字练习法 253

坐在地毯上，上半身抬起以肘撑地，同时抬起双腿，保持尽可能长的时间，让身体从侧面看起来像一个 V 字，重复 10 次左右，可有效运动上腹至下腹位置，帮助消减肚腩。

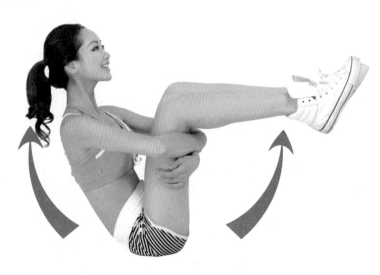

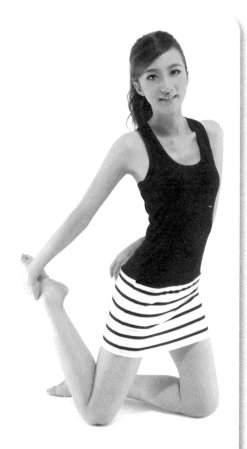

90 度剪刀腿

身体平躺，双手自然置于身体两侧，利用腹部力量将腿抬置 90 度，然后利用腹部力量让双腿像剪刀一样开合，重复 20 次为一组，每天做 5 组。此法可有针对性地练习腹部肌肉。

下脘穴排除毒素

肚脐上方 2 寸处为下脘穴，掌管食物由被初次咀嚼到真正消化的中转过程，如果此处不通畅，则容易让体内毒素逐渐增多，造成小腹、臀部或者大腿处的脂肪堆积，让女性显得身材笨重。

屈腿扭转

坐在地毯上，左腿屈膝右腿伸直，身体向左扭转，左手置于身后，右手曲肘并置于左腿膝盖左侧，坚持一段时间后恢复，换另一侧练习。

跪姿收腹 254

双膝跪在地毯上，双手支撑着后腰部，身体向后倾，然后慢慢伸直双手，触及脚踝。这一方法可有效收紧腹部肌肉，减掉小肚子。

坐立减小腹

坐在椅子上，腰背挺直，上半身保持不动，双脚并拢向上抬起，并用双手抓住该侧座椅扶手。重复 50 组，可以很有效地减掉腹部赘肉。

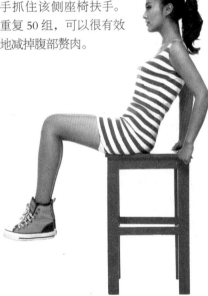

屈腿碰头

身体平躺，双腿弯曲自然摆放，双手交叉勒住左小腿，收腹将膝盖向脸部方向提，同时抬起头部，尽量用额头触碰膝盖，做完换另一侧进行，重复 15 次。

俯卧拉伸

俯伏在地上，双脚向后屈膝，双手捉紧脚板，然后慢慢将身体向一侧倾斜。左右轮流进行，各 15 次即可。

蛇式扭转

身体俯卧，双手放在体侧，下巴着地。吸气保持双臂支撑身体，按头颈肩胸的顺序，慢慢抬高脊柱向后仰。慢慢呼气并向右后侧扭转肩、头，保持姿势 5 秒。恢复初始姿势并换另一侧进行练习。

俯卧撑侧收腿

首先保持俯卧撑的标准姿势，双脚打开与臀同宽，右膝弯曲，向前尽量够右臂肘关节，还原后再换左腿进行。每组 8 ~ 10 次。当膝盖碰到肘关节时，侧腹肌肉能够得到最大程度的收缩。

带脉穴甩掉"游泳圈"

带脉位于腹部侧面，以肚脐为中心画一条横线，以腋下起画一条竖线，两线相交即是。此穴位是不可多得的瘦腰穴，通过对它的刺激可以恢复带脉的约束能力，减除腰腹部的脂肪。

食物要煮熟

有一些时尚烹饪追求半生不熟，这导致淀粉无法被摧毁，大多数蔬菜与谷物中的淀粉糖聚集于大肠，产生二氧化碳，导致腹部隆起。

多吃南瓜 吃出平坦小腹

南瓜茸富含南瓜纤维和维生素，和撕碎后的粗粮面包一起搅拌均匀食用，不仅能满足饱腹感，还能起到改善肠胃、促进排毒的功效，对减腰瘦腹非常有利。

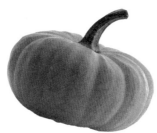

缩腹走路

走路时保持挺胸抬头，有意识地缩紧腹部，不仅让自身的仪态更优雅，还可以有效锻炼腹部肌肉，从而达到瘦腰减脂的目的。

每天吃水果和蔬菜

多吃水果和蔬菜不仅容易产生饱腹感，还能帮助减少吃甜品的欲望。此外，多吃富含纤维素的食物，能够有效治疗便秘，而便秘则是长小肚子的元凶之一。

DIY 草莓果醋

将谷物醋 1000 毫升、草莓 1000 克、冰糖少许洗净后密封起来，7 天以后去掉表层褐色液体便可饮用，其可以有效减去腹部脂肪，同时还能缓解疲劳，快速补充身体能量。

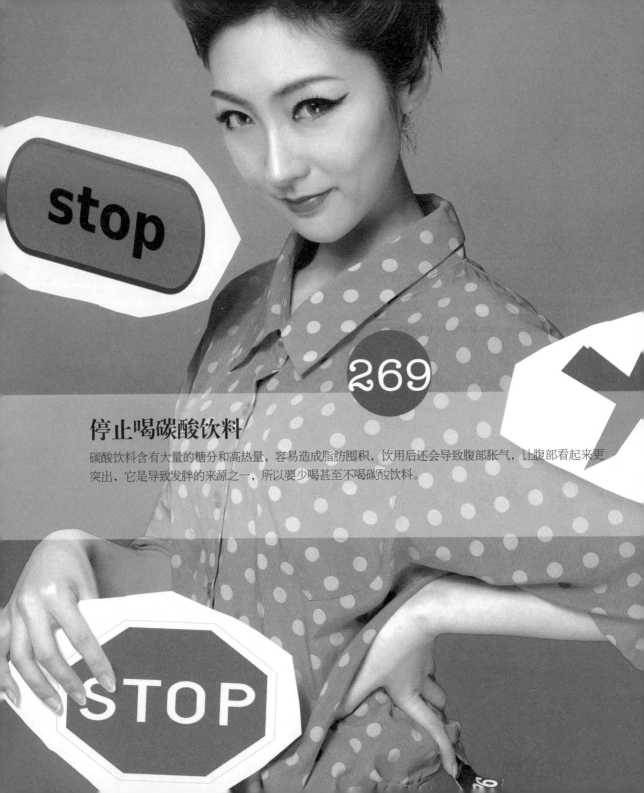

停止喝碳酸饮料

碳酸饮料含有大量的糖分和高热量，容易造成脂肪囤积，饮用后还会导致腹部胀气，让腹部看起来更突出，它是导致发胖的来源之一，所以要少喝甚至不喝碳酸饮料。

收紧小腹

坐在椅子上工作或学习时，双膝之间夹块毛巾或者是书本，保持毛巾不掉下来即可，这样会自然锻炼到小腹肌肉，收紧腹部线条。

侧躺抬臂

身体侧躺，双腿伸直，挺直腰背，收紧腹部，一侧手伸直，支撑起上半身，另一侧手斜向上举起伸直，双脚依旧伸直。保持这个动作10秒，然后放松，再重复练习。

坐姿抱膝

坐在地毯或沙发上，利用腹部力量抬起左腿，并以双手抱住左膝往胸口处拉动，持续10秒后换另一条腿。

喝咖啡后做做运动

由于喝咖啡后30～40分钟，血液中的脂肪酸浓度会变高，这时配合适当的运动，就能将脂肪酸转化为热能，有效燃烧脂肪。

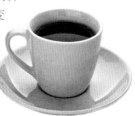

坐在椅子上抬腿

坐在椅子上，双腿与膝成90度，挺胸收腹，以臀部为支撑，用腹部的力量将双腿微抬，让大腿不接触椅面，坚持尽可能长的时间。重复练习可以有效锻炼腹部肌肉，减少脂肪囤积。

上脘穴为食道减负

肚脐上方5寸为上脘穴，其最大功效是刺激肠道蠕动，经常刺激此穴位，是对食道的最佳保护，可避免饮食过快，造成食物淤积于胃部，产生消化不良，从而导致体重上升。

饭后踏步10分钟

饭后切记不要立刻坐下，最好在宽敞的客厅配合腹式呼吸原地踏步10分钟。这么做既可以促进肠胃消化，还能避免腹部脂肪堆积。养成这个好习惯，吃再多也不用担心肚子会发胖。

挺胸减小腹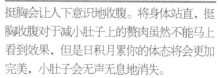

挺胸会让人下意识地收腹。将身体站直，挺胸收腹对于减小肚子上的赘肉虽然不能马上看到效果，但是日积月累你的体态将会更加完美，小肚子会无声无息地消失。

正确使用瘦腹霜 278

市面上有不少瘦腹产品，可以排水燃脂，减去腹部赘肉，但一定要配合正确的使用方法，如配合腹部按摩等才能达到相应的效果。

胜利呼吸法收腹 279

用鼻子吸气 6 秒，再用嘴巴吐气 6 秒，好像对着镜子哈气一样，发出"哈哈"声，同时收腹。下一次呼吸时，尝试闭嘴发出"哈哈"声，就像将贝壳放在耳边时听到的声音。

船式收腹 280

坐在地毯或是沙发上，双腿并拢，向上抬起 45 度，双手向前平举，坚持 20 秒后放下双腿。一共做 10 次。抬腿的过程要缓慢，让下腹的肌肉得到更深层的锻炼。

挺腰收腹端坐 281

纠正坐姿，收腹挺胸，能锻炼腹部肌肉，减去聚积在腹部的脂肪。因此，随时提醒自己要挺胸、收腹、直腰，哪怕不能始终保持，想起来就做，都可能让你肚子上的脂肪减掉许多。

选择无盐食物 282

盐分过多的食物会导致身体水肿，给人全身臃肿的印象。除去饮食中的盐分，体内的盐分浓度就降低了，使其维持在一定浓度值，体内的水分就会排出，水肿也就随之消除，所以打造扁平小腹的第一步便是"除去盐分"。

站姿单抬腿收腹 283

身体自然站立，左脚撑地，右脚抬离地面膝盖弯曲成直角，大腿面和脚背绷直。保持背部挺直，双手叉在腰间，肩膀向后打开，挺胸收腹。保持姿势一段时间后，换另一边重复动作。

塑身衣收腹 284

利用美体塑形内衣，可以有效帮助突出、松垮的腹部进行收紧，压力会帮助你的内脏，尤其是胃部收紧变小。

盘腿侧弯腰 285

盘腿端坐，双手放在体侧地上，然后左手向左侧方滑出，上体左侧屈，右臂上举，随之向左侧摆振，反复向左侧屈摆 4 次，恢复开始的姿势后换右侧做 4 次，可有效锻炼侧部腹肌。

使用橄榄油 286

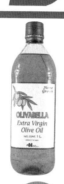

橄榄油富含能平稳刺激肠道的三油酸、甘油酯，还有润滑肠道、清除宿便的作用。以橄榄油代替平时的食用油对于瘦小腹很有效果。

山楂茶缓解便秘 287

将山楂、荷叶、薏仁、甘草混合泡茶，不但可以润肠通便，饭后喝还能起到很不错的去油效果，可有效解决腹部便秘问题，从而减去小肚子。

桃花茶消除腹部脂肪 288

以干桃花、冬瓜仁、白杨树皮混合泡茶，不但可以消解腹部脂肪，而且具有美容功效，有效减少面部黑斑。

卧桥式收腹 289

身体仰卧，双腿挺直，用肘部和同侧的脚踝做支撑点，抬高大腿，保持 5 秒。这一方法可有效收紧腹部肌肉，紧实线条。

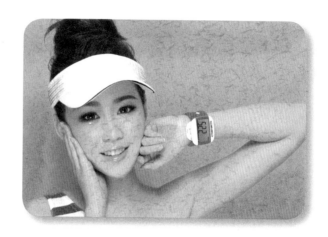

交替屈膝收腹法 290

坐在地上，椅子放在身后，双手抓住椅子，膝盖弯曲双腿撇向外侧，双脚支撑于地板上，右脚内缩，右膝向外张开，保持 5 秒后恢复原来姿势，换另一侧练习，做 30 次。

利用快走减腹部脂肪 291

快走时注意要腹部用力，想象身体像悬挂在空中般快速行走，这对燃烧腹部脂肪很有帮助，有意想不到的收腹效果。

健身球抬腿

身体侧卧在地面上，右手弯曲手肘枕在头下，左手弯曲手肘支撑在体前，双脚夹着健身球，坚持 5 秒后，上半身不动抬起下半身，坚持 10 个呼吸左右，然后换另一边练习。

普洱茶分解腰部脂肪

普洱茶加适量菊花用开水冲泡，具有调理身体的作用，此外还能帮助消化，刺激人体新陈代谢，加速分解腹部脂肪。

侧拉腹部

挺直站立，抬头挺胸收腹，双腿稍微分开，右手叉腰，左手握紧哑铃，保持自然垂下的状态。慢慢往身体左侧弯腰，左手要尽量往下垂，然后拉直身体。左右重复练习两组，每组练习 20 次。

利水消肿花草茶

由菊花、金银花、山楂炮制而成的花草茶瘦腹效果真的不一般。主要的功效是及时排除多余脂肪和水分，让你的小肚腩慢慢变小。

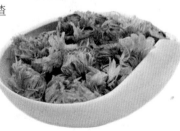

多吃流食

想要瘦小腹，在饮食上多选择流食，包括粥、汤水、豆浆、果汁等液体状的食物，流食进入肠道后容易被吸收消化，防止饱食后肚子肿胀，还能帮助清理肠道废物，促进排便，避免便秘带来的腹胀问题。

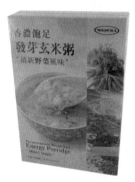

腹部消脂荷叶茶

将荷叶、决明子、玫瑰花混合冲泡，荷叶有利水、消脂功效，加入决明子会加强其瘦身功效，而玫瑰花能刺激肠胃，具有清肠宿便的效果，三者合力即可消除腹部的脂肪！

健身球挺身

身体躺卧在地面上，双手掌心贴地双脚并拢脚尖勾起，双脚放在健身球上，抬起你的臀部，身体形成一条斜线，坚持 10 个呼吸左右。

站立扭腰

挺立站立，挺胸收腹，借助腰腹力量像跳肚皮舞那样左右扭腰，每天都坚持，保证能帮你甩掉小肚腩。

轻拍腹部

将两只手放到腹部，用掌心由下往上轻轻地拍打腰腹，反复练习这个运动一直到腰腹发红为止。这个方法不但可以刺激到腹部的穴位，还能收紧腹部的肌肉和皮肤，让腹部更加紧实。

练出腹部线条

挺直站立，双臂弯曲让手腕靠近头部，抬腿的同时弯腰并有意识地用左肘碰右膝盖，左右重复练习。这个方法在收紧腹部肌肉的同时，能够练出腹部的人鱼线等线条。

增加矿物质摄取

如果你的腰围在月经前比平时粗大，可以试试吃富含铁、钙、锌的食物，这些矿物质能帮助你平衡激素，避免这种经期前综合征。

抬头沉腰

双膝跪地，双手撑在地面上，保持自然呼吸，然后吸气含胸，坚持 5 个呼吸，然后抬头沉腰，坚持 10 个呼吸左右。

卷腹拍手

身体仰卧，双腿向上抬弯曲 90 度，大腿垂直于地面，腰部保持不动，背部紧贴地面。双臂伸直在腿两侧上下挥动，并有节奏地拍打地面。这一动作可收紧上腹。

每天一餐用水果代替正餐

如果每日三餐中，喜欢吃大量米饭，这样很难达到有效的瘦小腹的效果，那么一个月内每天一餐以水果代替正餐，可以让小腹变得平坦。

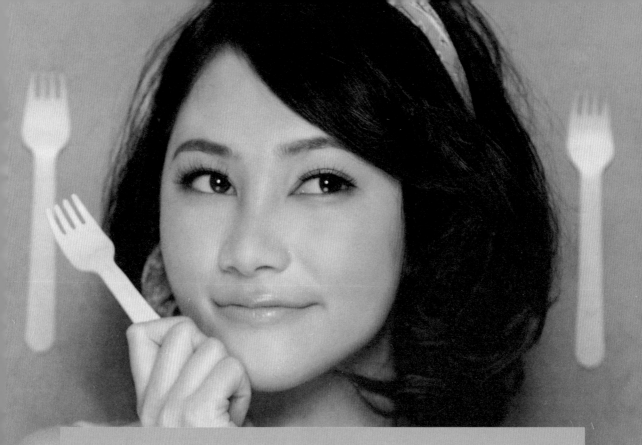

CHAPTER 4

纤腰

曲线再造养成
魔女腰

椅子练习 306

坐在椅子上双腿并拢，上半身挺直，腰部绷紧，双手放在小腹上，然后上半身慢慢往椅背靠，直至背部贴近但不倚靠椅背，保持5秒，重复动作10次。这一方法可锻炼腰部肌肉的耐力。

跪姿纤腰 307

双臂伸直，腹部与腿部呈90度跪于地面，背部向上躬起，保持10秒，左腿向前方弓起，脚部不要接触地面，保持5秒；左腿向后上方伸直抬起，保持5秒。完成后换另一侧腿练习。

仰卧屈身 308

把双臂与双腿向上伸展，用力屈身，使双手与双腿平行，练习5～10次。这样可以减少腰部赘肉，强化后腰部肌肉。

伸展转腰 309

挺直站立，慢慢深呼吸，同时十指交叉手掌向外，双臂向上伸展；慢慢呼气，自腰部向前、向下俯身，腰背、手臂与地面平行；手臂带领脊柱向右侧水平扭转90度；恢复动作后，换另一侧练习。

屈腿挺身 310

两腿弯曲，手臂放在身体两侧，头及上身慢慢抬起，停留1分钟，再落下。反复进行，直至腰部感到酸沉。

控制吃饭的速度 311

吃饭的时候速度不宜过快。不要大口猛吃，要细嚼慢咽。不断地咀嚼食物可以让胃很好地消化食物，适当地减少身体里的气体，让脂肪更少地囤积在腹部。

浴盐浸泡 312

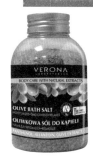

相较于腹部来说，腰部较为难雕塑，日常需要更加注意。可用热水浴浸泡的方法，在热水中放上浴盐全身浸泡，可在发汗、消水肿的同时，促进腰部的循环代谢。

健身球运动 313

准备好一个健身球，在健身球上躺着，让下背部接触健身球，交叉双手放到胸部，或者抱头。腰部用力将上身抬起，让身体离开健身球，注意保持平衡。然后躺下来，重复做这个动作，像在健身球上进行仰卧起坐那般，可以有效瘦腰腹。

多吃韭菜 **314**

韭菜被称作"洗肠草"，每 100 克韭菜含 1.5 克纤维素，可以促进肠道蠕动，通便排毒，同时又能减少对胆固醇的吸收。

坐姿收腹练习 **315**

坐在椅子边缘，把两手放在臀部两边固定身体，膝盖弯曲，慢慢地把腿抬向胸部，同时上半身向前倾，让胸部接近你的腿，再伸直双腿，同时身体向后仰，脚后跟离地面约 12 厘米。

常吃白萝卜 **316**

白萝卜成分里含有芥子油，不但能够有效地促进体内积聚的脂肪进行快速分解，避免这些脂肪积聚，而且还可以帮助体内的营养物质快速地吸收。

背部伸展运动 **317**

脸部朝下后平躺在背部伸展器械上，背部伸直，双手向下伸直，两腿勾住腿锚。从你的臀部到手要形成一条直线。身体下降，直到与地面垂直。上半身向上抬，直到身体与地板平行。此时，背部稍微向后弯，两手向前伸。

拱桥抬腰 **318**

以头和脚为支撑点，腰臀部向上挺，身体呈桥状，持续 30 秒后放下，休息 2 分钟再练习。这一动作可有效锻炼到腰部侧后方肌肉。

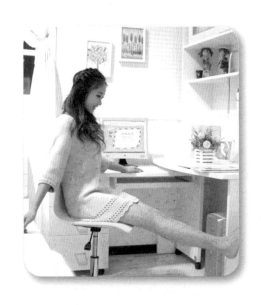

瘦腰毛巾操

仰卧于地毯上，双膝向胸部靠拢，把毛巾跨过双膝，双手握住毛巾两端，腰部用力，屈身靠近双膝，坚持 15 秒左右，恢复最初动作后重复练习10次，这样可以收紧腰部肌肉，纤细腰围。

瘦腰瑜伽

双手抱住头部，让头部悬空，左腿膝盖弯曲。将右腿抬起伸直，尽量贴近头部，左腿保持弯曲，脚掌不要离开地面，腹直肌使劲。每天重复 5 次，能让腰部更纤细。

收紧后腰

双手支撑地面，身体挺直平趴在地，双臂支撑身体，使上身与地面保持50度，头部尽量后仰，保持 1 分钟，重复 5 ~ 10 次。

跟随音乐节奏调整脚步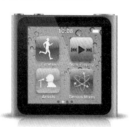

在你的音乐播放器中存入舒缓及快节奏等不同风格的音乐，听到舒缓的音乐时可放慢步调，听到快节奏的音乐时则自然会变为快速行走，如此往复做变速走，对腰部减肥很有帮助。

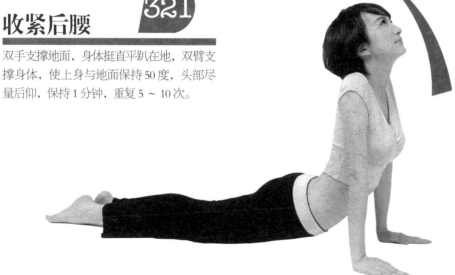

屈腿瘦腰

先将右腿弯曲，使大腿尽量靠近胸部，停 3
秒后再伸直，然后换左腿连续做 20 次。这
一方法可强化腰部肌肉，使之纤细。

避免过度节食

过度节食能让体重快速下降，但这种方式并
不持久，而且一旦恢复不良的饮食习惯，不
仅体重会立刻反弹，还会导致腰部囤积更多
的脂肪。

坐式左右扭转

坐在椅子 1/3 处，腰背挺直眼睛直视前方，
大腿和小腿形成直角。然后双手交叉扶住椅
子的两边，轮流左右扭转你的腰部。双手固
定住上半身，利用腰部的力量来进行扭转。

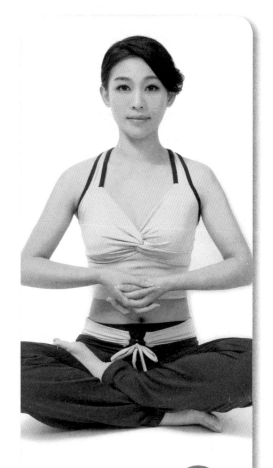

圣光呼吸法

盘腿而坐，闭上双眼放松身体，调整成腹式
呼吸，呼气并快速收缩腹部肌肉，将气息从
体内挤压出来。你要能听到你呼气时鼻子轻
喷气息的声音，保持均匀的节奏。

黄瓜抑制脂肪转化

黄瓜含有丙醇二酸，可抑制人体内糖类转化为脂肪，阻止体内脂肪堆积，最好生吃或凉拌食用，炒得过熟会导致其营养成分流失。

手膝举腿

换上舒适的衣服，双膝跪在床上，双手撑地。慢慢抬起和伸直右臂和左腿到最高点，再缓慢降低至起始姿态。然后交换到左臂和右腿。保持头部与脊柱的自然状态。抬起高度可以逐渐增加，向上时呼气，动作重复10次。

坚持每天30个仰卧起坐

仰卧起坐瘦腰的关键在于，移动上身的力量尽量由腹部来出，这样才能达到瘦腰的效果。每晚在睡前坚持做仰卧起坐30次，瘦腰就变得非常轻松。

沙发后仰瘦腰法

首先将身体稍微往椅子或沙发前坐一点。然后将身体慢慢地往后靠，但不要靠到椅背。最后保持呼吸，停顿一下，慢慢直起身来，这个动作能伸拉腰部，减少腰部赘肉。

瘦腰玉米须菊花粥

将玉米须以温水略泡，冲洗干净，菊花去蒂洗净，大米淘洗干净。在锅内倒入清水、玉米须，煮10分钟后滤去玉米须，加入大米煮至粥成，再放入盐、菊花、玉米须，略滚即可。

多吃苹果能瘦腰

苹果含有丰富的可溶性胶质纤维，可以阻止身体吸收脂肪，还能吸收大量的水分，而且苹果内的纤维素能协助维持体内血糖水平，不容易感到饥饿，可以避免吃进过多的热量。

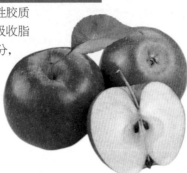

多喝乌龙茶

经常饮用乌龙茶可燃烧体内脂肪，有助减少腹部脂肪的堆积。饭前、饭后喝一杯乌龙茶，可促进脂肪的分解，使其不被身体吸收就直接排出体外，防止因脂肪摄取过多而引发的腹部肥胖。

束腰带瘦腰

束腰带能对腰部的肌肉施加压力，可以很好地促进新陈代谢，同时有利于帮助脂肪的燃烧，因为它还有塑形的作用，能保温吸汗，加快脂肪的分解。

家庭瘦腰法

在地上铺上地毯或垫子，坐在地上，双脚平踩在地上，背部挺直并挺胸，身体微微向后仰，双手自然伸直向前，肚子挺起用力。下半身维持不动，以腹部的力量依序朝左、右方旋转上半身。

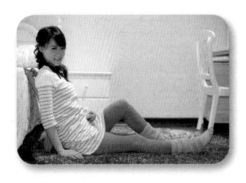

脊柱扭转

坐在椅子上，两腿向前伸直，腰背挺直；弯曲左腿，将左脚放在右腿外侧，右腿向左后侧弯曲；将左手放于身体背后地面，右侧手肘锁住左腿膝盖；尽量将身体向左后方转从而扭动脊柱。

平躺抬腿

身体平躺，双腿并在一起，双手放在身体两侧，慢慢吸气，双腿向上慢慢举成 45 度，保持 30 秒，再努力往上抬大腿，腿与上半身呈 90 度直角，腰腹肌肉紧绷，保持 30 秒，腿再慢慢放下。

拱腰收紧 338

身体平躺，两腿分开，两手平放在身体两边，抬起腰部，坚持尽可能长的时间，重复做 4 组。这个动作能有效收紧腰部肌肉。

仰卧抛实心球 339

躺在仰卧起坐板上，头朝下，双脚勾住支撑杆，两手握住一个实心球在胸部上方，当你上半身上升时，把球向上直抛，重复 12 ~ 15 次。

弓步拉伸 340

往前迈出右腿，左腿往后迈出伸直，右腿屈膝，上身保持挺直，左手手肘抵住膝盖，右手引导身体往左尽量拉伸，掌心向外，持续 10 秒后换边重复动作。

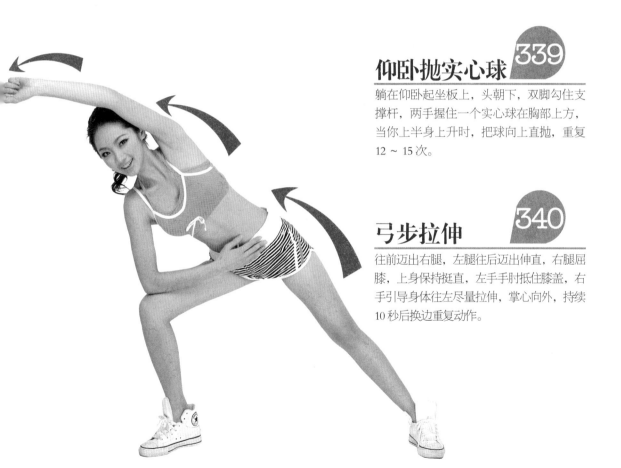

餐前喝汤

餐前汤的直接效果就是让食物在胃里进行稀释，从而增加饱感。身体一旦感觉饱了，进食的速度也会变慢。

瘦腰清脂茶

龙眼去核与话梅干、绿茶一起用沸水冲泡，滤除茶渣。龙眼有助养血气，绿茶有助排出腰腹脂肪，话梅则有助肠胃蠕动。

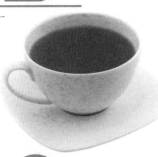

坐角式瘦腰

坐在床上双脚保持蹬直，慢慢打开双腿至极限，尽量伸直膝盖，手臂及上半身慢慢向前伸展，将腹、胸、下巴依次贴于床面。尽可能保持久一点，这个动作瘦腰效果非常好。

腰腹排毒茶

先将红枣和生菜捣碎，加入绿茶中，静置3分钟后，即可饮用。生菜含有丰富的膳食纤维，绿茶有助排出腰腹油脂，红枣有助身体血液循环，坚持饮用即可迅速瘦腰。

消脂五红茶

将桃花、玫瑰、红百合、山楂、红茶混合后用沸水浸泡饮用。桃花能促进人体代谢，防止脂肪沉积，玫瑰能抑制食欲，百合中的百合素能抑制血液中的脂肪沉积，山楂能促进脾胃代谢。

乌梅泽泻茶

将乌梅、泽泻、决明子、山楂、何首乌、陈皮按比例冲泡。乌梅酸甘消脂，改善肠胃，泽泻、陈皮可降胆固醇、消去脂肪、健胃整肠，决明子、山楂、何首乌能清热明目、润肠通便。

蝗虫式瘦腰法

身体俯卧，手心向下，手臂紧贴身体，双腿并拢，下颌触地。做深呼吸，右腿尽量伸直向上抬起，将左腿屈腿，用左脚心抵住右腿膝盖或大腿前侧，坚持一段时间后恢复，并反方向重复。

腰腹拉伸

双腿张开站立，腰部绷紧，身体挺直，双手往上伸直举起，右手掌叠放在左手背上，吸气收腹。5分钟后吐气，继续重复之前的动作，每天至少坚持20分钟。

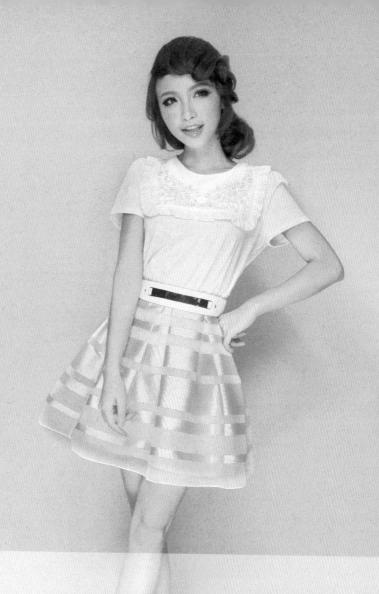

349

对比收紧腰线

将稍微宽松的上衣下摆扎进高腰裙子或裤子里，注意腰部一定要够贴合，才能突显腰部的纤细。

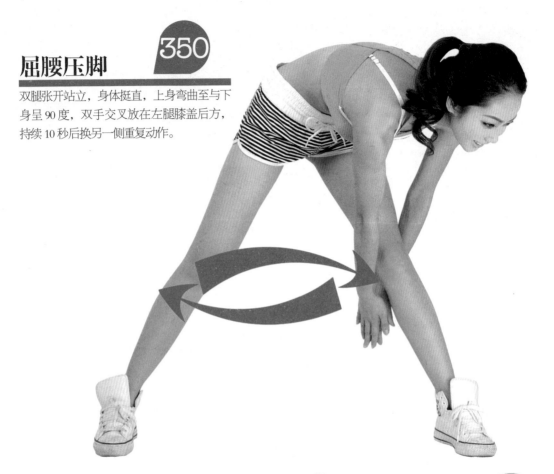

屈腰压脚 350

双腿张开站立，身体挺直，上身弯曲至与下身呈 90 度，双手交叉放在左腿膝盖后方，持续 10 秒后换另一侧重复动作。

大字练习 351

双脚张开，身体挺直站立，双手五指张开，然后沿着肩膀的水平位置往左右两边伸直，掌心朝下，吸气收腹挺腰。

番石榴瘦腰 352

番石榴是一种营养丰富的水果，不仅可以美容养颜抗老化，其高含量的纤维更能有效地排除积存在肠内的宿便，是瘦腰的理想食用水果。

英雄扭转式 353

挺直站立，两臂向身体的两侧平伸与地面平行，做右弓步，然后慢慢将上身躯干向右侧伸，左手伸向背后，右手从右大腿下方穿过拉住左手，身体向前侧，保持 15 秒左右，换另一侧练习。

挺腰收腹 354

双脚张开，身体挺直站立，双腿微微屈膝，双手握拳，左手屈肘抬起至胸前位置，右手屈肘放在腰部后面位置，腰腹保持紧张状态。

带动扭腰 355

双脚分开与肩同宽，身体挺直，双手弯曲，手肘举至腰部，手掌张开向上翘，双脚保持不动，转动上半身，从而使得腰部左右扭动。

直线拉伸 356

用绑头发的皮筋把两脚大拇指固定住，将坐垫或枕头垫在腰部下方，双手合十向头顶方向拉伸，持续 5 分钟左右，可以瘦腰腹。

单手举哑铃 357

做单手举哑铃的动作，会让该侧身体持续绷紧，可以从副乳锻炼到侧腰。哑铃可以换成矿泉水瓶、包包等重物。

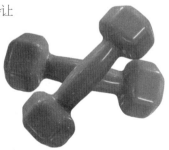

草莓酸奶瘦腰一级棒 358

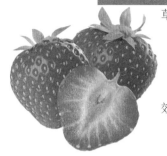

草莓含"天冬氨酸"，除了能自然平和地清除体内的重金属离子，更能去除腰部的多余水分。此外，多吃草莓酸奶，可以增加肠胃蠕动，也能有效地减掉小腹。

晾衣瘦腰法 359

晾衣服时也可以瘦腰，晾衣服时胯部以下保持不动，扭转上身并尽量向上、向左、向右伸展腰部，轻轻松松即可使腰部得到锻炼。

仰卧伸展 360

身体仰卧，双手向头顶方向伸直，手掌叠放在一起，膝盖弯曲放着，然后上半身用力向上，肩部用力，但脖子不要伸展，保持手臂挺直，再慢慢放下来后不断重复。

快走减肥 361

想要瘦腰的女性可以根据自己体能的状态，以每分钟 100 ~ 120 步的速度来步行，保持微喘、可交谈的程度，每日 30 分钟。

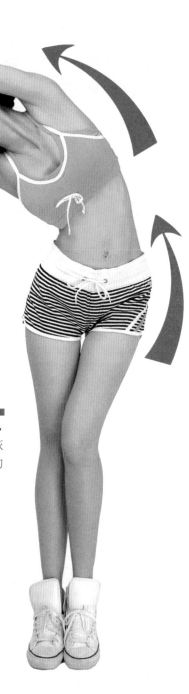

背靠站立 362

晚饭后半个小时，把整个背部紧贴在墙壁上，臀部、背部、腿部、腰部、头、脖子等都尽量贴紧墙面。几分钟后腰部会感到酸痛，坚持 15 分钟即可达到很好的锻炼效果。

久坐后喝杯浓茶 363

绿茶中含有含有茶碱和咖啡因，这两种成分都属于黄嘌呤类，可以减少多余水分长时间滞留体内，利尿效果非常明显。所以，久坐后起身喝杯浓茶有利于排水消肿，能避免水桶腰出现。

侧腰拉伸运动 364

挺直站立，双手十指交叉，下半身保持不动，向左弯曲身体至极限，坚持 15 秒左右，恢复练习另一侧。这一动作可练习侧腰肌肉的耐力。

香菇是瘦腰好选择 365

香菇中含有多种营养成分，既有抗病毒能力，还能有效预防肿瘤。香菇中含有的蛋白质和粗纤维，可以降低胆固醇，补充钙质，是瘦腰的好选择。

吃低脂肉类

吃肉类食品时,尽量选择瘦肉、鱼和家禽,它们的脂肪含量低且富含高蛋白质,有助于腰部脂肪燃烧及肌肉的练成。

拉弓式瘦腰

身体侧卧,右臂往上伸直,左腿屈膝,左手抓住左脚踝,做最大程度的吸气,然后慢慢呼气,尽量抬起上身和头部,左手抬高左脚,收紧腰、腹部,保持30秒,还原动作后换另一侧腿进行练习。

香蕉排毒瘦腰

众所周知,香蕉具有润肠通便的功效,可以防止便秘,所以坚持每天吃一两根香蕉,有助于排出体内毒素,收缩腰腹。

远离酒精

爱好饮酒的人容易产生"啤酒肚",通常少量饮酒不会使人发胖,但是过量就非常容易致胖。一克的酒精能产生7000卡的热量,酒含有热能,这种热能会使人不断发胖,特别是腰部。

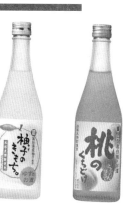

研究食物成分标签

在购买食品时,可以在食品的标签上检查食品的脂肪量,减肥食品的脂肪量不能超过30%,饱和脂肪量必须低于10%。腰部是最容易囤积脂肪的地方,所以对于任何食品都要严格把关,控制脂肪摄入。

减缓进食速度

胃部向大脑传递饱食信号需要一定时间,狼吞虎咽一就会导致吃太多,尽量减缓进食速度,当大脑接收到饱食信号时,也不会吃得太撑。

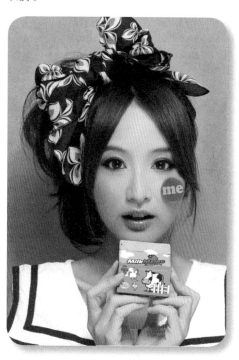

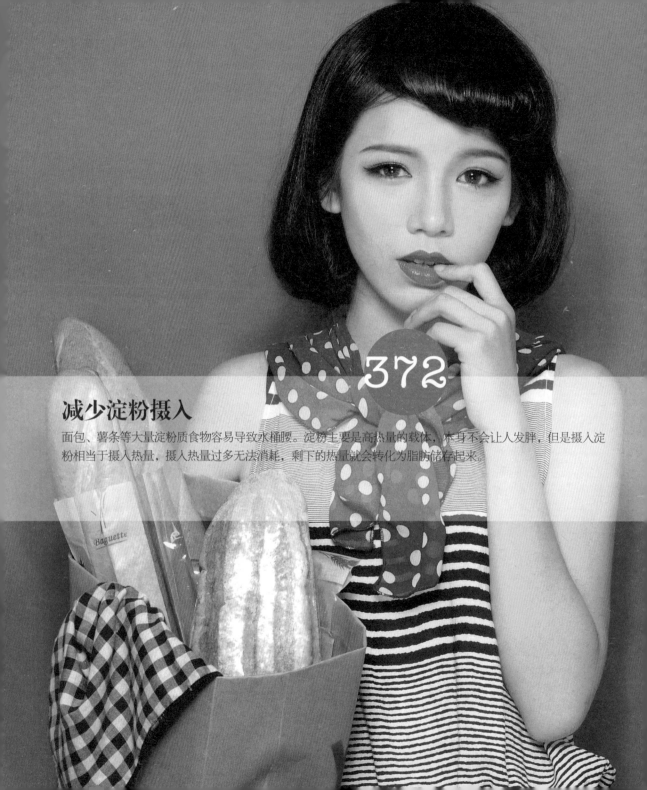

372

减少淀粉摄入

面包、薯条等大量淀粉质食物容易导致水桶腰。淀粉主要是高热量的载体，本身不会让人发胖，但是摄入淀粉相当于摄入热量，摄入热量过多无法消耗，剩下的热量就会转化为脂肪储存起来。

展臂摸脚

挺直站立，双脚分开比肩宽，两臂水平打开，然后扭腰向下，右手摸左脚脚面，恢复直立，换左手动作。这一动作可以锻炼腰部的灵活性，塑造腰部线条。

瘦身霜配合运动

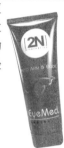

市面上有很多瘦身霜对减腰腹脂肪都非常有效。选择一款适合自己的瘦腰霜，每天做运动前先在腰腹部涂上一层，轻轻按摩帮助吸收，然后再练习，可以有效加强瘦腰腹的效果。

侧扶下压

侧身站在桌子前约 1 步距离，以手扶桌下压该侧身体，平日运动不到的体侧可以得到很好的拉伸，从而紧致腰部线条。

坐姿按摩

坐在椅子或沙发上，以左手叉腰，拇指在前，四指在后，右手从胃部开始向左下方搓揉，经小腹、右腹还原于胃部为一次，共按摩 36 次。

轻举运动

双脚并拢，身体挺直站立，向左侧斜上方迈出左脚，左脚脚掌着地，右脚挺直，双手往上伸直举起，上身往左侧倾斜，持续 10 秒后换另一侧重复动作。

反手扭腰

挺直站立，两脚张开与肩同宽，脚掌膝盖向外，双手反握手肘向外，用腰部力量带动上半身向左右两侧转动。

跷跷板练习

挺直站立，双脚分开与肩同宽，双臂向上伸直，慢慢弯曲身体，以手撑地，同时抬左腿，保持双臂与腿部呈一条直线不要弯曲，保持15 秒左右，还原动作后换另一侧腿进行练习。

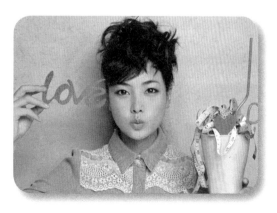

迷迭香红酒

将迷迭香装于瓶中，加红酒浸泡，密封 1 周即可饮用。晚餐后 30 分钟饮用 1 小杯花草红酒，红酒可帮助燃脂，迷迭香不仅可消除胃胀气，还能燃烧脂肪团，对于瘦腰很有帮助。

座椅运动

站在座椅中间，双手握着扶手，背靠着椅背。然后慢慢往下蹲，直到保持像是坐在椅子上的姿势，重点是要保持腰部用力，有助瘦腰。

早餐分步吃

早餐在匆忙的状态下完成，很容易造成狼吞虎咽的状况，最好的方式是准备多样化的早餐，分步骤来吃。比如，出门前一杯酸奶，到公司了吃一片面包，10 点左右再吃点水果或坚果类零食。

侧前顶胯

双脚分开与肩同宽，身体挺直，双手弯曲交叉放在两肩位置，腰部用力，将胯部向左前方和右前方伸展。这一动作可有效锻炼腰部侧前方肌肉的力量。

侧腰顶胯

双脚分开与肩同宽，身体挺直，双手交叉置于脑后，腰部用力，将胯部向左右顶出去。这样可以练习到腰部侧面的肌肉。

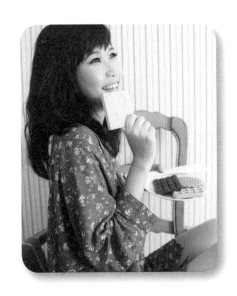

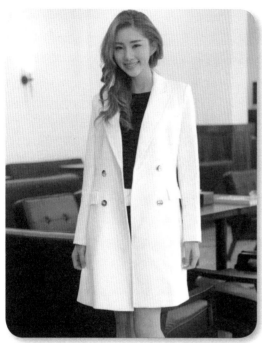

不倒翁练习

身体俯卧，双脚分开弯曲抬起，用左手抓左脚踝，右手抓右脚踝，腰腹收紧，背部用力向后弯，坚持尽可能长的时间。

抬腿并拢 388

身体俯卧，双脚并拢，双手伸直放在身体两侧，背部伸直，右脚向上提起，保持脚面绷直，抬高到最大限度，抬起左脚向右脚并拢同时放下，还原动作后换另一侧进行练习，左右各重复 10 次。

显瘦双排扣

双排扣的衣服有着独特的立体剪裁，能够给人收腰显瘦的视觉效果，无形中让你的腰围细一圈！

半蹲扭腰 389

挺直站立，双脚并拢，双手握拳相对，将手臂抬至胸部高度，保持水平，然后屈膝半蹲，上半身向左右两侧转动。

平躺扭腰

身体平躺，双手扶于耳际，双脚抬起，膝部弯曲，大腿与腹部的角度要小于 90 度，腰部用力带动骨盆移向左右两侧。

新月式瘦腰

自然站立，双脚打开，双手抬起和肩膀同高，放松双肩，掌心翻转向下，上身慢慢向右侧倾斜，右手之间轻轻碰触脚背，左手向右侧伸直，腰身要倾斜到左侧有拉伸感即可，保持 15 秒后换另一侧进行练习。

体侧屈运动

盘腿端坐，左手向左侧方滑出，上体左侧屈，右臂上举，随之向左侧摆振，反复向左侧屈摆 4 次，还原动作后换另一侧腿进行练习。这样能有效锻炼侧部腹肌，对瘦腰收腹有很好的作用。

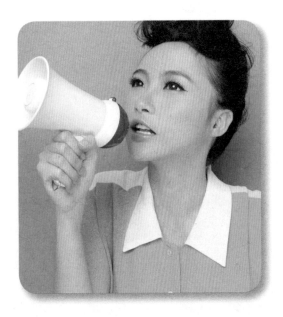

多吃豆类

豆类含丰富蛋白质和纤维质，能吸收体内水分，利尿排汗，帮助身体蒸发热量，能消耗部分脂肪。吃豆类可有效帮助减少碳水化合物的摄入，并能分解脂肪及抑制腰部脂肪的囤积。

葡萄柚瘦腰

葡萄柚中含钾，却不含钠，而且还含有能降低血液中胆固醇的天然果胶。而葡萄柚酸性物质可以帮助消化液的增加，借此促进消化功能。此外，其富含一种特殊的酶，能影响人体吸收糖分，防止脂肪囤积于腰部。

少荤多素

饮食的方式和腰部的尺寸有很大关系，当营养摄入太多，热量消耗过少，那么会导致过多的营养，脂肪就会堆积起来，变成水桶腰。因此在每天的饮食结构上，要把握好"少荤多素，尽量少吃"的原则。

瘦腰荷叶茶

将荷叶用开水冲泡。荷叶有利水、消脂功效，与决明子、玫瑰花冲泡瘦身力更强。荷叶茶饮用一段时间后，对食物的爱好就会自然发生变化，可减小对油腻食物的接受度。

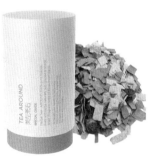

仰卧扭转

仰卧躺在床上，两臂侧平举，两腿屈膝后稍稍抬起，两腿同时向左转，尽量让膝部触地。还原动作后换另一侧进行练习，可有效锻炼侧腰肌肉。

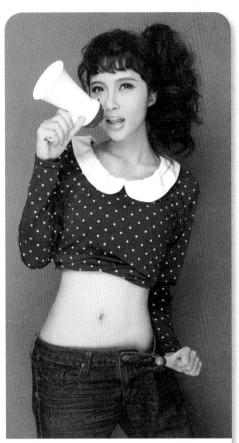

促进食物热效应

食物热效应就是人在进食后体温会升高，同时会消耗一部分热量。食物热效应消耗的热量可以达到食物热量的1/10。

溶脂蓝莓 **398**

蓝莓中的花色苷有很强的抗氧化性，不仅可抗自由基、延缓衰老，更是溶解腰部脂肪的能手。女性多吃有百益而无一害。

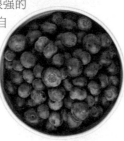

正确转呼啦圈 **399**

转呼啦圈要靠腰部用力，只有腰肌、侧腰肌、腹肌都运动到位，才能够消耗到腰腹部的脂肪，真正实现瘦腰收腹的效果。

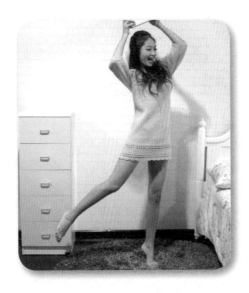

侧抬腿练习 **400**

身体仰卧，双脚并拢抬起至 90 度，吐气的同时将双脚往侧面倾倒，过程中仍然要保持双脚并拢且尽量不要弯曲，当双腿接近地板时，慢慢恢复至初始位置并换另一边练习。

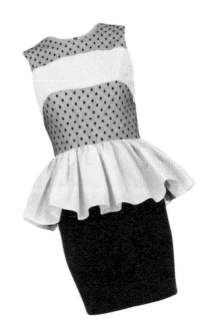

短罩衫露腰 **401**

短款罩衫＋贴身打底，是既可显露腰身，又不会太高调、太性感的穿着方式。搭配一条大摆的裙子，更可以对比来突显纤腰。

蜂腰设计

402

蜂腰款式廓形的剪裁，上衣和下摆都颇显宽松随意，腰部也可搭配一条腰带，其视觉上的对比让腰部更加纤细，高贵优雅。

侧腰练习

403

双脚并拢，身体挺直站立，向左边斜上方迈出左脚，左脚脚跟着地，右脚屈膝，双手往上伸直举起，右手掌叠放在左手背上，上身稍微往左边倾，持续 10 秒后换另一边重复动作。

平板展腰

404

做俯卧撑状，注意用腰部的力量使身体成为一条直线，将头顶向前，感觉颈部由脊椎向前无限延伸，坚持 30 秒左右后恢复。这一动作可锻炼腰部肌肉的耐力。

撞色拼接显腰身

405

还在为水桶腰无法穿裹身连衣裙而烦恼吗？试试撞色拼接的款式吧，中间为黑色，两侧腰部拼接白色，立刻就能让你瘦一大圈！

轮番起坐举腿

406

仰卧在床上，起坐和举腿交替运动，可助于锻炼胃脘和腰腹部周围的肌肉，缩小腰围，从而塑造下腹部的外形，使腰部纤细。

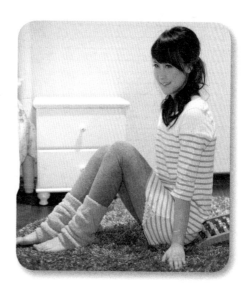

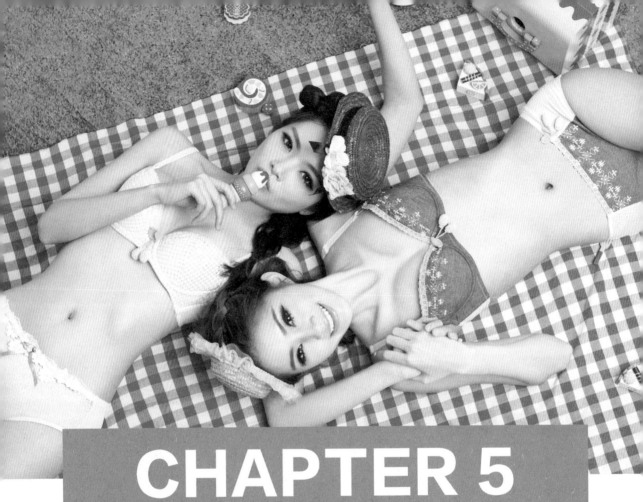

CHAPTER 5

提臀

臀部美型重修
性感学分

长款显瘦装

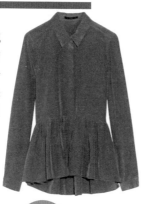

长款 T 恤、毛衣、外套，不论是什么，都能很好地遮住水桶腰和过于丰满的臀部，同时让美腿得到升级，所以穿上高跟鞋的修长下半身一定要好好展示。

臀部线条宽松的裤装

无论是小脚的哈伦裤，还是舒适的灯笼裤，它们的共同特点是臀部线条的宽松，这种恰到好处的宽松不仅不会显得不合身，反而会巧妙地掩盖住臀形的不完美。

选对裤型提臀 409

良好的裤型能达到良好的提臀效果，比如立体剪裁设计，以及裤子后面特殊设计的口袋，都能让扁平的臀部立即变得挺翘。

百褶裙遮挡臀部赘肉

短款的百褶裙充满学生气息，不仅穿起来俏皮可爱，更能以其褶皱遮挡臀部的赘肉，凸现纤腰长腿。

控制主食和甜食 411

在减肥期间需要适当控制食量，但不应一次性减少过多食量，臀部减肥最有效的方法是将食量逐渐递减，控制少吃淀粉含量高的食物和甜味强烈的食物。

提臀瘦腿

两条并拢站直，膝盖微微弯曲，抬起左脚，让左脚尖绷直点地，要保持 30 秒。同样的动作，划到另一条腿上。每天练习 3 ～ 5 次。

淡色系单品让扁平臀更丰满 413

想把扁平臀穿出更曼妙的曲线，在色系上，尽量选择淡色系下身单品。比如，卡其色 A 字裙就是非常适合扁平臀的时尚单品，通过有限的视觉收敛效果可以让不够立体的臀部显得更为丰满一些，再外搭一件亮眼外套会有更高回头率。

改善歪斜的骨盆

在椅子背后站直，双腿张开至与肩同宽，双手扶着靠背顶部，一边呼气一边将右脚向后踢起，脚跟触碰臀部中央。左右脚交替各做 5 次，最后再分别踢到同侧臀部上各 3 次。

金鸡独立

身体挺直站立，一脚直立保持平稳，另一脚抬起在空中向后伸展，同时双臂伸直抬平保持平衡。坚持尽量长的时间，然后换另一条腿练习。

活动臀部侧面肌肉

坐立在地毯上，左腿伸直，右腿弯曲并将脚跟贴近大腿根部，右腿保持弯曲并缓缓向外侧放倒，尽量贴向地面，同时脚底紧贴住伸直的左腿。坚持一段时间后恢复换另一条腿练习。

跪立侧伸腿塑臀

跪立在地毯上，双手侧平举，缓缓吸气，左腿保持垂直于地面，右腿向右伸展。在此过程中要控制平衡，髋部摆正，臀部收紧。保持一段时间后换另一侧练习。这一动作可雕塑臀部线条。

推墙美臀

双腿并拢，双手撑在墙上，上身微倾，腿打直，臀部先向外伸，注意力集中在臀部，用力推墙。这一动作可锻炼到臀部不易被运动到的肌肉。

马步下蹲

双腿分开站立脚尖向外，双手放在胸前，挺直背肌，一边吐气一边慢慢弯曲膝盖，然后慢慢将臀部向下及向后移，尽量将大腿弯曲至与地面平行，坚持一段时间。这一动作可收紧臀部肌肉。

俯卧抬腿瘦臀

身体俯卧，头部轻松地放在交叉的双臂上，缓缓吸气，同时抬起右腿，在最高处暂停数秒，然后边吐气边缓缓放下。抬腿时需注意足尖下压，并且臀部不能离地。尽量将腿伸直、抬高，你会感到臀部正在收紧。

侧卧举臀

侧卧在地毯上，以单肘撑地，贴近地面的腿伸直，另一条腿直立弯曲撑地。臀部用力慢慢向上顶起，至极限后停留一会儿，再慢慢回复，重复至该侧臀部酸软后换另一侧练习。

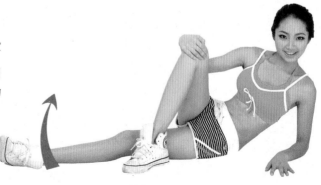

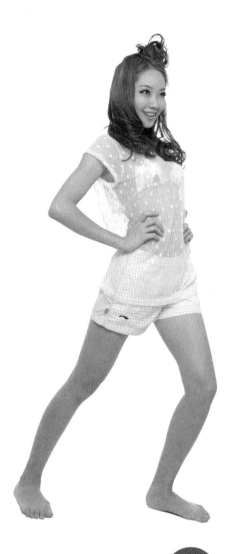

平衡桥 423

脸向上仰卧，双膝弯曲，并且将双足放于不稳固的物件上，如瘪皮球、小枕头或卷起的毛巾（8～15厘米高）。左腿伸直，收缩臀肌，抬举胯部，然后将胯放回地面。做12～15次，然后换另一侧做。整套动作重复2组。

单膝跪地 424

双脚保持与肩同宽的距离站好，身子保持垂直状，双臂自然下垂放于身体两侧，左腿向前迈一步呈屈膝状，右腿跪地，臀部向下沉，达到极限后保持该姿势片刻，再缓慢恢复原姿势，双腿交替练习上述动作直至腿部感到酸累。

按摩臀部 425
减肥穴位

臀部的减肥穴位是承扶穴，臀部两边一边一个。经常按摩这个穴位，不但能疏通臀部经络，还能刺激臀大肌的收缩，每天坚持按摩5分钟，能得到很好的瘦臀效果。

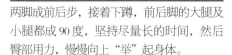

弓步蹲举 422

两脚成前后步，接着下蹲，前后脚的大腿及小腿都成90度，坚持尽量长的时间，然后臀部用力，慢慢向上"举"起身体。

爬楼梯塑臀 426

爬楼梯有助于紧实臀部，而一次跨越两个阶梯，比一次爬一个阶梯更有锻炼臀部及下半身的效果，上下班不妨以爬楼梯的方式取代乘电梯。

多吃含有纤维和蛋白质高的食物 427

想要瘦臀需要多吃一些纤维食品和蛋白质含量比较高的食物，同时还要改掉口味重的坏习惯，因为吃口味重的食品，很容易让人出现身体水肿的现象。

莱卡是最舒适的提臀材质 428

莱卡面料比普通棉质、丝绸更具有支撑力，能支撑并集中臀部脂肪和赘肉，如果你认为塑身裤并不十分舒适，选择莱卡内裤也能起到一定的提臀效果。

选择专业运动内裤保护臀部 429

如果是瑜珈或者普拉提这类动作幅度比较大，但是速度缓慢的运动，内裤的宽松与否、弹性如何变得尤其重要。否则，做出难度颇高的造型就不那么容易了。

健身操舞蹈内裤 430

为了保证看清动作和线条，跳健身操多会选择紧身衣裤，配合着音乐挥汗如雨。在各种大幅度的动作下，谁也不想让内裤线条抢了身体线条的风头。因此，最好选择既透气又无痕的 T 字内裤。

选对泳裤面料让臀部呼吸 431

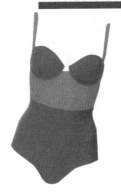

在泳池里，一套透气性和防水性兼顾的游泳衣裤必不可少，其不但可以减少臀部受到游泳池里病菌和消毒化学物质的侵害，也能让臀部更加舒适自在。

屈身运动 432

身体站直，双手各握一个重量适中的哑铃，手臂放在身体两侧，膝盖稍微弯曲，保持手臂伸直，然向前俯身，背部保持挺直，然后慢慢恢复直立的状态，双手要一直保持垂直向下的状态，重复动作 12 次为一组，一共重复 3 组。

仰卧举臀 433

身体仰卧，双脚张开与腰同宽，膝盖弯曲，双手平放两边，边吐气边尽量挺起腰部，直到气完全呼出，再恢复初始状态。过程中不要休息，动作要保持连贯，持续做 15～20 次。中途臀部不着地，效果会更佳。

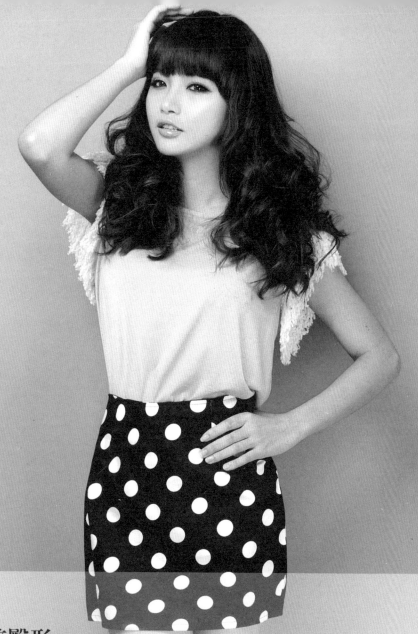

434

花苞裙改善臀形

花苞裙不仅褶皱丰富，更是本身就圆圆的像个可爱的花苞，独特的形状不仅
能掩盖过于丰满的臀部，还能丰满过于瘦削、扁平的臀部。

每坐一小时
走一走
435

为了对抗久坐形成的梨形臀，就要坚持微运动，每坐一个钟头左右，就起来走一走，并按压臀部穴位，促进臀部气血循环。

剧烈运动后
不要坐下
436

剧烈运动后，肌肉内会产生一种代谢元素，马上坐下就会集中在臀部，让你的臀部变平变大。切记剧烈运动后不要马上坐下。

拍水挺翘
437

趴在床上，两腿伸直，做游泳拍水的动作，两腿交替向上抬起，动作稍慢，胯部不要离开床。左右各一次为一下，15 下为一组，每天做 3 ~ 4 组。

弓步压腿
438

同侧压腿一样，弓步正压腿也可以锻炼臀部，压腿时重心放在两腿之间，腰腹和臀部要用力收紧以保持平衡，下压时可以多保持一会儿。

学会
"坐立难安"
439

坐在椅子上，将身体的重量放在脚后跟上，并挤压臀部；站起来的时候骨盆微微前倾。反复练习可以帮助锻炼臀部肌肉。

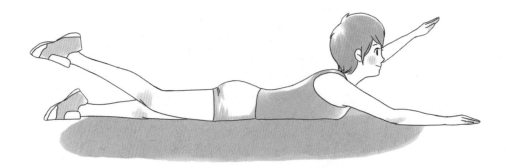

按摩承扶穴提臀

臀线底端横纹的正中央是承扶穴所在，左右各一个。按摩承扶穴除了有疏经活络的作用外，还能刺激臀大肌的收缩，常按可达到提臀的效果。

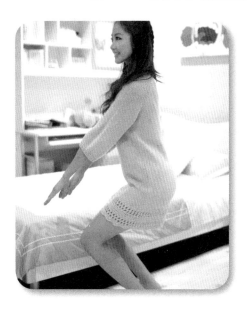

避免久坐呵护臀部线条

不论是长时间的站立还是长时间坐着不动，都会导致臀部血液循环不顺、代谢不良、肌肉松弛等，严重影响臀部形状。

用翘臀霜对臀部进行按摩

在擦上翘臀霜之后，用双手进行臀部按摩，首先用力地提抓和捏住臀部，让臀部发热。正确的力道有点像在揉面团，用手掌部位去压和推多余的脂肪。

美臀按摩法

俯卧后将手放在臀部外侧，用力向内侧推挤，同时收缩臀肌，反复15次，每天练习，就会拥有饱满挺翘的臀部！

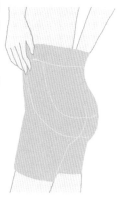

早上提臀

在早晨，全身的肌肤尚处于放松的状态，可趁此时，戴上亚麻手套用力搓揉臀部肌肤，能有效收缩臀部肌肤，之后再涂上美臀产品即可。

445

俯身肘撑

面部朝下，双手弯曲置于胸前，用肘关节和脚尖撑地，将身体撑起不要贴向地面，臀部用力，将腿抬起保持 15 秒再放下。进行多次重复练习。

446

踮脚尖走路

有一个很省钱的运动瘦臀法，能够起到增加臀线魅力的作用，那就是踮脚尖走路。常常踮起脚尖走路，长时间坚持下来，小肥臀就能变成小翘臀。

447

避免反光材质服饰

臀部比较丰满的人，应尽量避免穿缎子一类的散光材料或带有亮片的下装，它们只会让你的臀部显得更加壮硕。

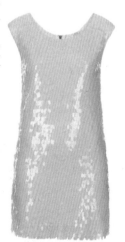

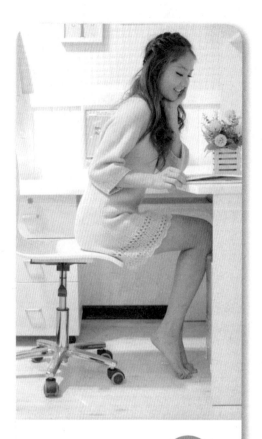

448

改善坐姿

长时间跷二郎腿会阻碍腿部血液和淋巴循环，同时也会造成臀部承受的重量不均，长时间如此，不仅容易囤积脂肪，更会让臀形变得不对称。

仰卧抬腿

身体仰卧，双手交叉托头部，脚尖伸直，臀部用力，边吐气、边尽量抬高其中一只脚，脚要保持伸直，停留 1 秒后再放下，抬起另一只脚。连续练习可以运动腹部和臀部肌肉。

A 线型服装修饰臀部

A 线型服装上窄下宽，能够修饰过宽的胯部。下身可以身穿一条深色轻便舒服的休闲裤，上身穿紧身的上装，这样看起来臀部就有曲线多了。

跪立弯腰

跪立在地毯上，双手打开与肩同宽放置地面，两膝尽量并拢，身体向后弯，双手向后够，双手在脚尖方向停 5 秒，再慢慢往上举起，停 5 秒后放下，重复 30 次后再换另一侧进行。

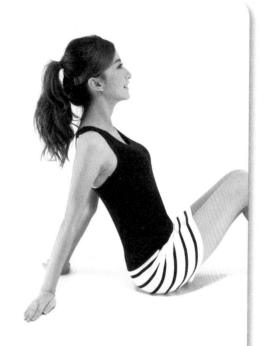

坐姿绷臀

坐在地上，双腿张开与肩同宽，微微弯曲，双手伸直抬起，目视正前方。将注意力集中在臀部，上半身慢慢向后倾，至极限时停留一会儿，再慢慢恢复。

虎式抬腿 453

下半身保持跪姿，上半身趴下，以肘撑地，慢慢抬起右腿，与地面平行，同时抬头向前看。保持这个动作一段时间后慢慢恢复，然后换另一侧腿练习。

竞走瘦臀 454

竞走有一个技巧，就是踏出一步，顺势移动臀部将身体前推，再踏出另一步，这样可以很好地锻炼到臀部的肌肉。

别穿普通内裤进行运动 455

运动时身体与内衣裤之间会产生较多摩擦，而且运动会出很多的汗，面料不舒适、款型不合适，就会对摩擦部位造成反效果。比如，运动时穿普通三角内裤会造成臀部松弛。

动感单车内裤 456

动感单车运动，如果内裤不透气，会使臀部像个蒸笼，而且臀部与座椅的摩擦是会伤害臀部皮肤。因此，宜选择透气性能比较好的平脚内裤或大腿内侧有护垫的专业内裤。

洗澡时也能瘦臀 457

在浴缸中放满温水，坐在浴缸中让上半身和双腿呈垂直状态，并将双腿绷直。将一条腿屈起，同时将上半身往前俯，维持这个状态10秒，然后换脚重复 5 组同样的动作。这样可以起到缩紧臀部肌肉的作用。

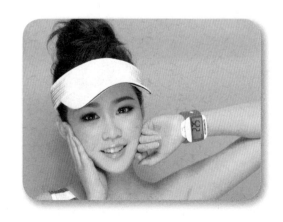

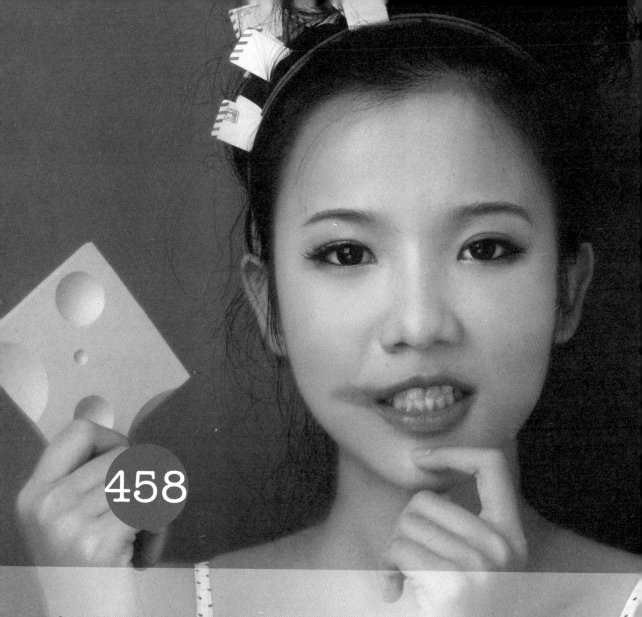

458

减少动物性脂肪摄取

食用过多的红肉、奶油或乳酪，不仅易使血液倾向酸性，也会让脂肪囤积于下半身，造成臀部下垂，所以最好以大豆之类原植物性蛋白质或是热量低且营养丰富的海鲜为主食。

塔形提臀 **459**

双腿打开比肩略宽，手臂伸直，让身体呈一个塔形，腿用力的同时臀部夹紧，手臂保持伸直状态尽量向上伸展 10 秒，重复 20 次左右。

边做家务边塑臀 **460**

在扫地、拖地时，双手握紧扫帚或拖把柄，尽量用力将其伸向远一点的地方。这样一来，臀部的力度自然会增大，从而达到塑臀的效果。

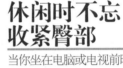

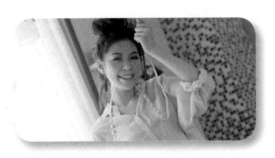

坐着也能美臀 **462**

坐在凳子上，缓缓吸气，同时抬起右腿，在最高处暂停数秒，然后边吐气边缓缓放下。在抬腿时需注意足尖下压，尽量将腿伸直、抬高，你会感到臀部正在收紧。

休闲时不忘收紧臀部 **463**

当你坐在电脑或电视前时，慢慢紧缩臀部肌肉，把重心都收在腰椎底部，尽量保持这个姿势，然后放松整个肌肉，重复多次练习。注意，不要让身体前倾或靠脚帮忙维持重心。

挥腿提臀 **461**

站在椅子旁边，左手抓住椅背，右腿向前、向后、向右摆动，每侧方向练习 10 次，然后换左腿练习。挥腿时要尽量动作大点，保持身体平衡，让臀部肌肉承担足够的负荷，这样才能运动到臀部。

睡前适当按摩 **464**

每晚睡前或者是沐浴后的时候，全身的肌肤正处于放松的状态，这时用手用力搓揉臀部的每寸肌肤，就能"提醒"肌肤要开始收缩紧致了。这一动作可以配合各种不同的臀部按摩产品。

每天穿高跟鞋 步行 30 分钟

穿高跟鞋能让女性步行时不自觉地收紧臀部，达到塑出翘臀的目的。但切忌不要穿超过 30 分钟，否则会伤到足部骨骼。

只让 1/3 臀部 与座椅接触 466

不论是坐在沙发上、椅子上还是硬板凳上，记得只坐臀部的 1/3，同时尽量保持臀部用力，长时间坚持，臀部的肌肉就会有明显的提升。

快跑提臀

快跑可以牵扯到臀部和大腿相连的部位，让臀部和大腿更加分明，从而达到提臀的目的。快跑最好在户外进行，而且不要让跑步机代替快跑。常常练习跑步机只会让臀部肌肉变得懒惰。

交叉推臀

两脚交叉站立，用力紧绷臀部肌肉，再将臀部向前推，交叉的腿互换，同样的步骤各做 5 次。用双手帮忙推，用力紧绷臀部肌肉再往前推。

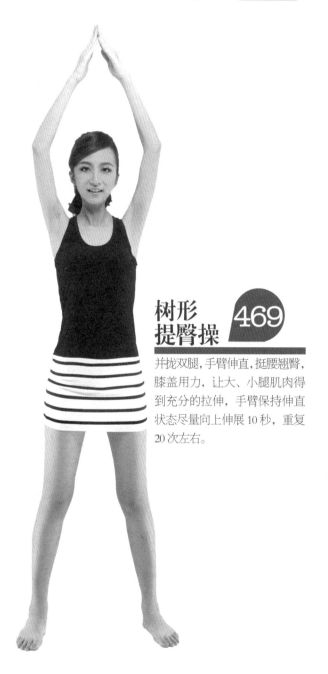

树形 提臀操 469

并拢双腿，手臂伸直，挺腰翘臀，膝盖用力，让大、小腿肌肉得到充分的拉伸，手臂保持伸直状态尽量向上伸展 10 秒，重复 20 次左右。

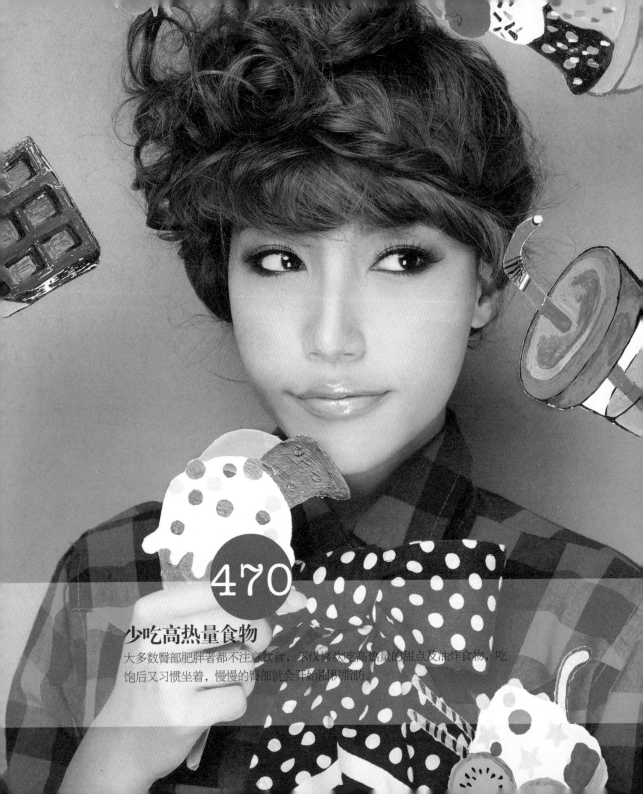

470

少吃高热量食物

大多数臀部肥胖者都不注意饮食，不仅喜欢吃高热量的甜点及油炸食物，吃饱后又习惯坐着，慢慢的臀部就会开始囤积脂肪。

马步下蹲

自然站立，双脚分开与肩同宽，脚尖向外，双手放在胸前，挺直背肌，一边吐气一边慢慢弯曲膝盖，然后慢慢将臀部向下及向后移，尽量将大腿弯曲至与地面平行。坚持一段时间后慢慢恢复，重复练习。

按摩推脂

从腿后侧向上推动，将大腿的脂肪慢慢移动到臀部位置，将臀部向上提拉，双手分别托住臀部，将臀部尽量向上提拉，然后用潜意识记住这种感觉，让身体塑造臀部曲线。

高抬腿提臀

每天保持做 100 下高抬腿，既锻炼了身体又能达到很好的提臀的效果，不过这样快速的运动会让肌肉紧绷，所以在做完之后要做放松运动，让肌肉得到舒缓。

洗澡美臀

洗澡时，从腰际、臀部至大腿侧边以热水冲几分钟后，将手掌握拳，利用拳头的小拇指外缘至手腕处敲打臀部侧边和下缘，若要运动到整个臀部，可用空手心进行拍打。

骑脚踏车运动

经常骑脚踏车进行运动，除了能提升心肺功能、消耗卡路里外，还能运动到臀部、腿部及腰间肌肉，紧实下半身线条。

举腿抬臀

身体平躺，左腿弯曲小腿与地面垂直，右腿绷直抬起与地面约呈60度角，保持右腿不动，慢慢用力抬起臀部，尽量让左大腿与上身成一条直线，坚持一段时间，收回右腿，换另一侧进行练习。

压腿提臀

坐在地上，双脚叠放压腿，是减除臀部脂肪的有效运动，当你尽量伸展压腿时，不仅可以拉筋、舒展肌肉，还能收紧臀部侧面的肌肉。

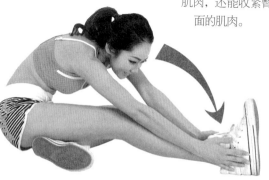

摇出蜜桃臀

身体平躺，双手自然摆放在身体两侧，两膝拼拢抬起，膝盖弯曲呈直角，利用膝盖在空中画圆，顺时针方向与逆时针方向各 10 次。这一动作可对整个臀部塑形，练就蜜桃臀。

洗碗时收紧臀部

洗碗时上半身会向前微倾，利用此时机收紧臀部，再放松，重复 10 次。之后收紧臀部保持 10 分钟不动，再放松，并重复进行这样的运动。洗完碗就会觉得臀部酸痛，这就起到了收紧臀部的效果。

台阶练习

站在距离台阶一脚远的地方，然后一只脚踏上台阶，用力伸直腿，把身体抬起，同时另一条腿离地，注意只单腿用力。可交替做或单腿做，10 ～ 20 次为一组，做 2 ～ 3 组。

转腿提臀

屈膝坐在地上，脚面绷直，脚跟尽量靠近大腿，手掌在身体后面支撑，双膝慢慢向左转动，然后向右转动，每次转动的时候膝盖尽量触地，保持脚掌不要离开地面。

踮脚提臀 482

吸气收腹，保持脊椎笔直，一腿膝盖弯曲轻轻靠在另一腿的膝盖侧面，作为支撑的腿踮脚保持几秒并缓缓放下，重复 20 ～ 30 次锻炼臀部侧面的肌肉，换腿交替进行，有助收缩臀部侧面的赘肉。

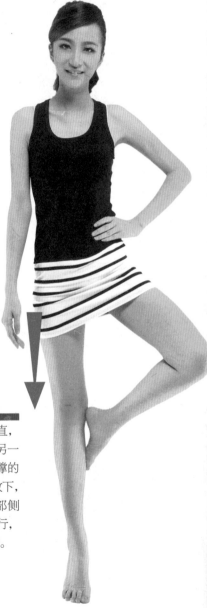

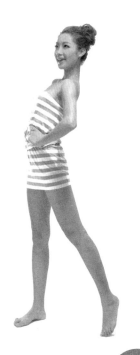

穿高跟鞋慢走 485

据科学研究证明，穿高跟鞋走路的女性会不自觉地提臀，收腹，从而有效地使臀部和腹部肌肉变得结实。因此，每天穿高跟鞋慢走 30 分钟，会有意想不到的美臀效果。

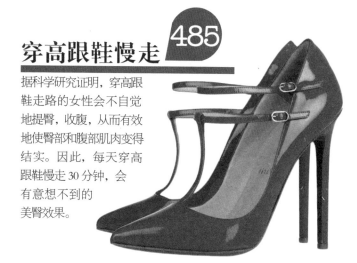

随时收紧臀部 483

等公交车时，也不妨偷偷锻炼一下你的臀部。有意识地交替收缩和放松臀部两侧肌肉，并且可以试着做收缩肛门的运动，这样不仅能够使臀部更紧绷，也能让盆骨肌肉群都得到锻炼。

毛巾提臀 486

沐浴后身体自然站直，用手拉直扭拧好的毛巾，托住臀部，往上滑动，做 10 次。这一方法在沐浴后身体温热、循环加快时进行，提升臀部的效果最好。

提臀裤帮助塑形 487

专业的美体塑形提臀裤能够有效收拢臀部赘肉并向上提拉，帮助缺乏锻炼的臀部运动，塑造饱满翘臀。需要注意的是，一定要选择专业的品牌，既保证塑形效果，又保证材质足够透气。

配合哑铃提臀 484

双手握紧哑铃，将其放于大腿前侧，并紧双腿站直。腰向前伸，并紧膝盖，身体前屈，将臀部尽可能向后挺。

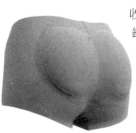

深蹲美臀

深蹲是最经典的瘦臀动作，它直接作用于臀部肌肉，提臀效果非常显著。深蹲的重要性在于身体要保持一条直线，膝盖弯曲必须保持在不超过脚趾的范围。

侧卧踢腿

身体侧躺，左侧着地，两手轻轻接触地面支撑身体平衡，臀部不要往后，右腿往身体的前方抬起，与身体呈 90 度时为止，然后往身体后侧使劲踢。重复 10 次，然后换左腿练习。

用臀部"行走"

坐在地毯上，膝盖伸直，手向前伸展，抬头，伸右手，并以臀部移动带动右腿，向前移动。然后用左手和左腿做同样的动作，这样向前移动两三次逐渐加大距离，可以让臀部减肥。

内裤尺寸影响臀形

内裤如果太大，会使臀部缺乏足够的支撑力而下垂、外扩，而内裤太小或太紧，则会把肉挤出来，臀部变形在所难免。

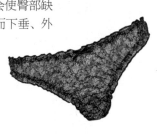

拉紧臀部肌肉

身体仰卧，脚放在椅子边上，手臂顺身体伸直，手心向下，臀部肌肉拉紧，大腿稍抬起，用头和脚支撑，手紧紧贴地，保持一段时间后，臀部慢慢放下再把腿伸直，重复做 10 ~ 15 次。

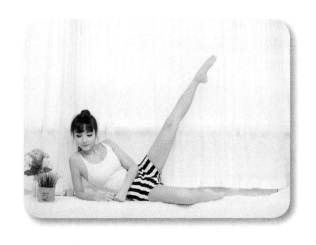

跨步美化臀部线条

自然站立，双手叉腰，左腿伸直后往后跨一大步，右脚膝盖弯曲呈 90 度，左脚收回，换右脚伸直，左腿屈膝，来回共做 30 次换脚动作。注意，膝盖弯曲的角度不要超过脚尖。

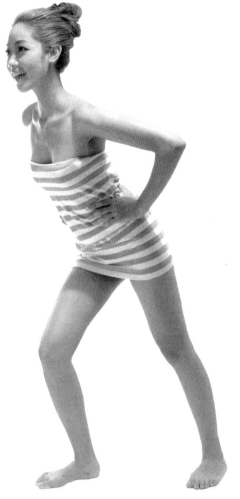

扶墙踢腿

身体离墙 30 厘米站，手扶墙壁，手肘约在腰的位置，脸朝向左边，双脚正面向着墙壁站立。上半身不要往前倾，臀部肌肉紧绷，右脚先向右斜前方踢出，再尽力向左后方抬。左右各 10 次。

大腿夹瑜伽球

自然站立，身体挺直，双手放于腹部，两脚分开，用两大腿夹紧瑜伽球，臀部夹紧。坚持一段时间后放松，重复练习 10 次。

单腿夹瑜伽球

自然站立，身体挺直，左腿保持挺直，右腿往后翘，弯曲，用小腿和大腿夹住瑜伽球，保持平衡，臀部会自然的收紧。坚持一会儿后换另一条腿练习。

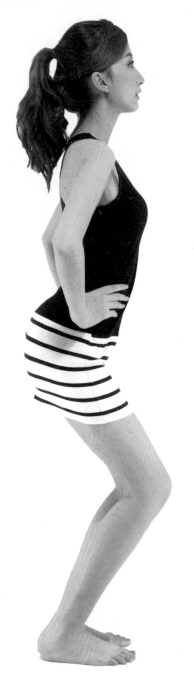

半蹲跨步

双腿向外打开 45 度，两脚距离宽于髋部，然后身体蹲下，保持蹲坐的姿势，开始向外横着跨步，先向右跨 10 步，再向左跨 10 步。

缩臀玫瑰甘草茶

将玫瑰花、洛神花、甘草、酸梅、陈皮、决明子混合冲泡。玫瑰花能健脾疏肝理气、促进血液循环，洛神花富含维生素 C，甘草可调和花草味道，陈皮与决明子能促进胃肠蠕动，减少臀部脂肪堆积。

速效提臀翘臀垫

如果臀部实在扁平又想立即拥有翘臀，可以试试加了"料"的提臀裤，不同于一般塑形裤，这种提臀裤里一般加有软垫，材质各不相同，但却能让臀部立即挺翘起来。

适当补钾

许多女性都有上半身纤瘦但下半身臃肿的困扰，此时就得反省自己的日常饮食，是否有含钾量不足的缺点。可以常吃香蕉、海带等为身体补充钾。

侧后撤腿

挺直身体，双手抓住哑铃的两端与肩部平行，分开双腿约两个肩的宽度。右腿膝盖弯曲（膝盖向前的距离不能超过脚尖），左腿向侧后面伸直，臀部向外挺。

正确的走路姿势

不少人走路会外八字、内八字，长时间用这样的方式走路，会让臀部变得下垂扁平。要想让臀部变得紧致，走路的时候双腿不要分得太开，也不要使劲往里夹，以双腿互不摩擦为佳。

浴刷按摩提臀

沐浴时用刷子往上滑刷臀部下方，然后在屁股上用刷子由下往上呈螺旋状按摩，一边刷一边洗澡，清洁、提臀一举两得。

内分泌紊乱让臀部变胖

让你散发女性魅力的雌激素，是让下半身变胖的罪魁祸首。饿一顿饱一顿、乱服减肥药、意外怀孕等都会让雌激素分泌紊乱，导致脂肪在腹部和大腿部位堆积，下半身就会越来越胖。

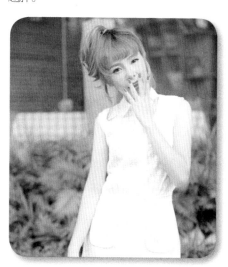

伸直腿再迈步

走路也是很重要的提臀方法。尽量让落在后面的一条腿伸直了再提步向前迈，并稍做用力蹬地。这样能更多地运动到臀部肌肉。

翘臀燃脂

两膝微弯，右手自然地放在身体前方，右脚伸直举起，脚掌与脚踝呈 90 度直角，趾尖朝前。这一动作维持 10 秒，反复 10 次，左右各做 20 次。

平衡球锻炼臀大肌

准备一个平衡球，脸朝下趴在球上，用腹部压着平衡球。然后收紧腹部肌肉，左腿往上抬，注意保持背部挺直，抬腿时拉紧臀部肌肉。记着不要使用腰背部的肌肉，而是用臀大肌发力。

补充胶原蛋白 508

多吃些富含胶原蛋白的食物，可以让臀部变得更紧致上翘，常见的鱼皮、猪皮、猪蹄、筒骨、软骨、鸡翅等食物中，胶原蛋白的含量都很丰富。

拒绝囤油囤脂

虽说漂亮的臀部需要一定量的脂肪来支撑圆润，但是脂肪太多，很容易因地心引力而变松弛下垂。因此，完美的臀形还得靠全身的减脂来加强。

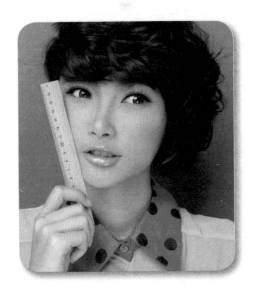

反手拿重物提臀

当手上提着重物时，不妨尝试将双手背在身后提重物，重心后移，臀部会自然收紧以保持平衡，从而达到提臀塑形的目的。

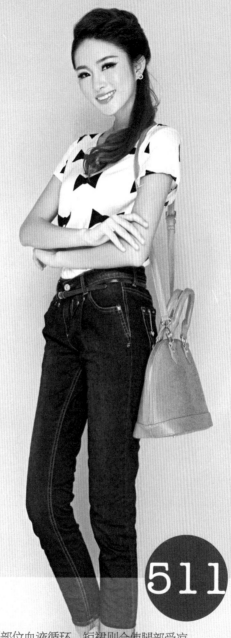

511

裤子款式影响臀形

太紧身的服装会阻碍下半身正常运动，还会阻碍腰腿部位血液循环。短裙则会使腿部受凉，同样影响血液循环，导致脂肪堆积。

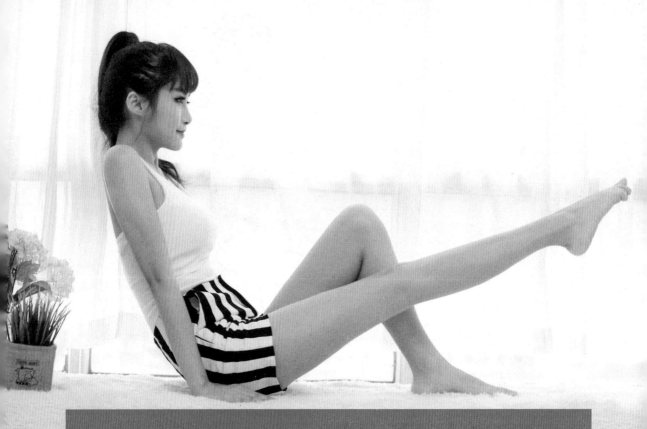

CHAPTER 6

美腿

线条革命打造
超模长腿

香蕉是 美腿之王

含钾元素丰富的香蕉，是最佳美腿食物，堪称"美腿之王"，它所含丰富的钾元素能帮助你伸展腿部肌肉和预防腿抽筋。

芹菜为 双腿补钙

芹菜含有大量的胶质性碳酸钙，易被人体吸收，长吃芹菜或喝芹菜汁，可补充双腿所需钙质，还能预防下半身水肿，让双腿既健康又美丽。

健身球瘦腿

将两颗健身球放在地上，用双脚踩住，借助双腿的力量来使它们来回滑动，在锻炼小腿肌肉时，还能够进行脚底的按摩，从而能够更快地瘦腿。

瘦小腿常 按腿肚

将腿平放在床上，把腿肚放在两手掌之间夹住，螺旋揉动，每侧揉动 20 ～ 30 次为 1 节，共做 6 节。

屈膝扭膝

把两足平行并拢，屈膝稍下蹲，把双手放在膝盖上，先顺时针扭膝 10 次，然后逆时针扭膝 10 次。这一动作可活动膝盖周围的肌肉，让膝盖更纤瘦。

散步瘦腿

在散步的时候一定要抬头挺胸，迈开大步向前走。保证一分钟可以走 60 ～ 80 米。在散步之后，需要立刻对腿部进行按摩，这样能够令紧张的肌肉得到缓解，从而美化腿部上面的线条。

坚持用热水 泡脚

坚持每晚用热水泡脚，可以促进腿部血液循环，缓解疲劳，减轻因久站或久坐对腿部造成的压力，消除腿部水肿，同时还能改善睡眠。

给双腿保暖

换季时节要为双腿适当保暖，暴露在外受到风吹日晒，不仅会令双腿循环变差，造成水肿、萝卜腿，腿部因遭受寒冷，也会自发囤积脂肪来御寒。

高跟鞋高度要适宜 520

虽说穿高跟鞋可以收紧小腿肌肉，拉长腿形。但经穿 7 厘米以上的高跟鞋，小腿就会长时间保持紧张状态，小腿的循环代谢就会受到影响。因此，要尽量选择低于 7cm 的高跟鞋。

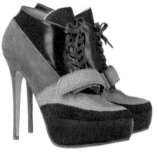

按摩足三里 521

外膝眼下四横指、胫骨边缘为足三里穴，它是全身强壮要穴之一，可以治疗各种身体症状，其中也包括舒缓腿部疲劳及排除腿部多余水分。

苹果是瘦腿水果 522

苹果含有苹果酸，可以加速身体代谢，并且苹果含有丰富的钙，可以减少下半身的水肿，是一种有效的瘦腿水果。

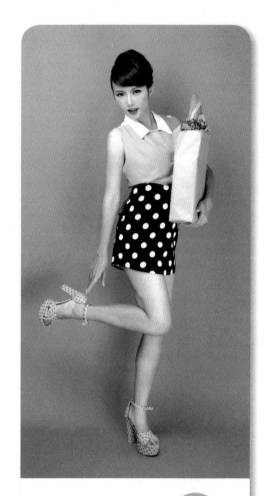

按压昆仑穴 523

昆仑穴位于外脚踝后方，在外踝尖与跟腱之间的凹陷处，对它进行按压刺激不仅能促进腿部体液循环，还能让小腿看起来更加紧实。

洗澡后是按摩腿部的最佳时机

524

脂肪并不是造成"小粗腿"的主要原因，那些累积在小腿中的代谢废物和毒素才是导致小腿变粗的元凶。洗澡后，身体血液循环加快，此时是最佳按摩时机，能最大化地帮助腿部进行代谢。

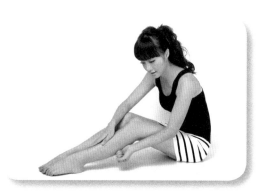

按摩阿基里斯腱

525

大拇指与食指比成 U 形，以指腹滑推阿基里斯腱（脚后跟的脚筋处），由下往上滑推 3 ~ 5 次，这样推拿可以帮助消除腿部水肿，缓解肌肉紧张。

常敲胆经

526

大腿外侧的经络，就是胆经所经过的路线，简单说来就是沿着裤子侧面裤缝到膝盖处，寒气常常堆积在这里，敲胆经是要把寒气敲散，把血气敲足，腿自然就会变瘦。

刮腿瘦腿法

527

用一只牛角的刮痧板，腿上抹乳液之后，按照穴位从上向下刮，每个穴位刮 20 下，要快速、用力，直到刮出红道道，左腿完了换右腿。最好是每天晚上睡觉之前刮，刮完后不要接触冷水。

睡前瘦腿运动

528

晚上睡觉前侧躺在床上，身体伸直，将远离床的那条腿尽量抬高，直至与床垂直，重复动作 20 次，之后换另一侧做运动，一直重复到大腿感觉酸软为止。

吃高蛋白早餐 529

早餐是提供学习工作能量的一餐，不可忽视。早餐食物建议吃高蛋白食品，不仅可以提供能量，也有助增强肌肉组织。刺激新陈代谢，帮助减少腿部脂肪。

少吃盐去水肿 530

经常吃多盐的食物，容易令体内积存过多水分，形成水肿，积聚在小腿上。日常饮食中要注意减少盐的摄取，而适当补充富含钾元素的食物，如番茄、香蕉、西芹等，有助排出体内多余盐分。

拒绝紧身裤 531

长期穿紧身裤会使身体的循环受阻，令肌肤不能自由呼吸和排汗，长期下去就会引起静脉曲张，以及腿部脂肪增多的情况。另外，紧身裤还会致使大腿内侧出现橘皮组织。

补充维生素 E 532

维生素 E 也能美腿，它可以帮助加速血液循环、预防腿部肌肉松弛。可以选择多吃含维生素 E 的食物，口服维生素 E 胶囊，或添加维生素 E 的乳液等方式来补充。

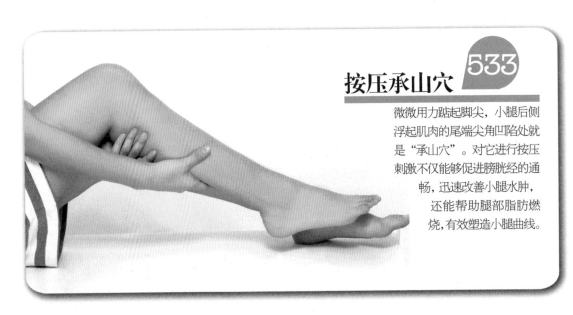

按压承山穴 533

微微用力踮起脚尖，小腿后侧浮起肌肉的尾端尖角凹陷处就是"承山穴"。对它进行按压刺激不仅能够促进膀胱经的通畅，迅速改善小腿水肿，还能帮助腿部脂肪燃烧，有效塑造小腿曲线。

端正坐姿

经常跷腿会使腿部血液循环不畅，养成正确坐姿很有必要。正确的坐姿就是保持"3个90度"。即腰部与双大腿保持90度，双大腿与双小腿保持90度，上臂与前臂保持90度，这样坐最适合学习和工作。

粗盐按摩

洗澡前取一杯粗盐加上少许的热水拌成糊状，涂在腿部，要保证一定厚度但却不会脱落，然后做10分钟的按摩再用水冲掉。它可以促使腿部发汗，减轻腿部水肿。

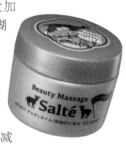

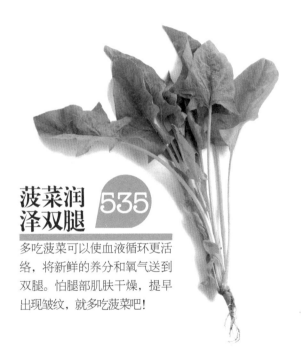

菠菜润泽双腿

多吃菠菜可以使血液循环更活络，将新鲜的养分和氧气送到双腿。怕腿部肌肤干燥，提早出现皱纹，就多吃菠菜吧！

瘦腿牛仔裤 537

拥有好的设计和剪裁的牛仔裤能让双腿在视觉上拉长变瘦，比如，中间磨白的牛仔裤会显腿细，而正面或侧前面加竖线设计的则会突显腿形直或不直，因此要根据自己实际情况来选择。

弓步下蹲

站立，身保持笔直，将左腿往前跨出一大步，重心移至左脚，弯曲左膝下蹲。注意，右脚跟不可着地。然后一面吐气、一面恢复原来的站立姿势，再将右向前跨出，重复上述动作。

避免侧身睡觉

长时间侧躺睡觉，容易压迫该侧神经，早上起来就会有手麻脚麻的情况。此外，侧躺时，体液会因地心引力而积聚在一侧身体，会形成该侧身体鼻塞、水肿等情况。

穴位按摩甩掉膝盖赘肉

梁丘穴位于膝盖骨顶端约 3 个手指宽的位置，经常按摩梁丘穴可以减掉膝盖上侧的赘肉，还能有效地排除腿部的废水，防止水肿。

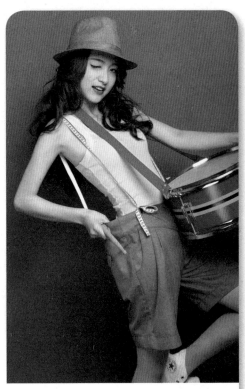

红豆除湿瘦腿 541

红豆中所含的石碱酸成分，可增加肠胃蠕动，减少便秘，促进排尿，消除心脏或肾脏病所引起的水肿。另外还含有纤维素，可帮助排泄体内盐分、脂肪等，达到美腿效果。

分腿扎马步

将右腿向前方跨出 35 厘米左右，左腿放置于身后，两手握住哑铃并自然地垂到身体的两侧。然后将腰部挺直，缩紧腹部，眼睛看向前面，之后慢慢地蹲下直到后膝盖接触到地板即可停止。最后保持这个动作半分钟不能动，再换腿做即可。

向两侧 挥动跳绳

双脚并拢跳过绳子后，在抡绳子的同时一条腿向一侧张开，绳子即将回到前方的时候，双脚再并拢跳过。然后换腿重复相同的动作。

木瓜消脂美腿

木瓜里的蛋白分解酵素、番瓜素，可帮助肉感的双腿慢慢变得更骨感，果胶成分还有调理肠胃的功能。

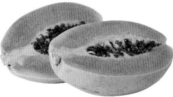

分解腿部 囤积脂肪

双手捏住腿部肌肉，从膝盖以上开始，一点点地移向大腿根部，以这样的方法分别对两腿的大腿内侧、正中、外侧进行按摩。可辅助使用瘦腿霜。

端正站姿

有些人在站立时会习惯把重心放在一条腿上，这样的站姿不仅不雅还很容易造成两边腿部肌肉不均衡，长此以往会影响腿型。站立的时候，要时刻端正身体，把重心均衡放在两腿上。

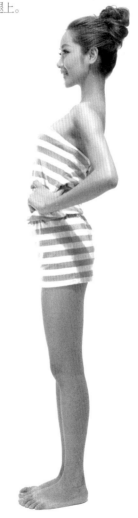

117

双臂侧举深蹲

547

自然站立，两腿分开与肩同宽，脚尖略朝外，双手紧握哑铃，两臂伸直放在体侧，慢慢下蹲并抬高身体两侧的双臂直到接近肩膀的高度。

避免将包挎在一侧肩膀

548

习惯背斜挎包、单肩包的人要注意了，长期将包包挎在同一侧肩膀，会造成重心偏移，这一侧肩膀的肌肉乃至腿部肌肉，都会变得明显比另一侧发达，更有甚者会形成高低肩。

蹦跳着走路

549

蹦跳的幅度由自己控制，能大范围跳跃当然是最好的，如果空间受限，可以小步跳跃，也能起到良好的效果。长此以往，小腿肌肉会得到有力的锻炼。

仰卧抬腿瘦大腿

550

身体平躺，双腿并在一起，双手放在身体两侧，慢慢吸气，双手和上半身不动，双腿向上慢慢举成 45 度保持 1 分钟，再努力往上抬大腿，腿与上半身呈 90 度直角，保持 1 分钟腿再慢慢放下。

拧毛巾按摩法

551

在膝盖以下部位涂抹消脂产品，双手捏住脚踝，以拧毛巾的方式，以相对方向扭转按摩，分别按摩双腿至膝盖以下部分为止。这样能够温热双腿，促进腿部血液循环。

按摩风市穴

552

身体直立，手下垂于体侧，中指尖所到处即是风市穴，这个穴位可以帮助代谢腿部脂肪和重塑肌肉，每天按摩就能轻松赶走腿部赘肉，瘦出性感曲线。

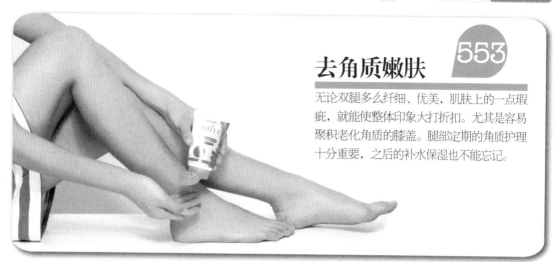
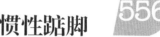

去角质嫩肤 **553**

无论双腿多么纤细、优美，肌肤上的一点瑕疵，就能使整体印象大打折扣。尤其是容易聚积老化角质的膝盖。腿部定期的角质护理十分重要，之后的补水保湿也不能忘记。

握拳推脂 **554**

单手握拳，对大腿内侧从膝盖滑向腿根，以适中的力度按摩。按摩完双腿后起身，以同样方式再次按摩大腿后侧，按摩时想象将大腿赘肉推向腿根部分。

习惯性踮脚 **556**

等车、上楼梯、工作间隙时，尽可能多地踮脚。踮脚能够拉伸身体线条，使腿部处于紧张的状态，也能使腿部肌肉达到锻炼，久而久之，小腿就会变得修长纤细。

生姜水按摩 **555**

将生姜磨碎泡水后煮开，然后加入泡澡水里，用来按摩腿部肌肤，既可促进腿部肌肤的血液循环，又可消除水肿，让腿部肌肉更加紧实，塑造修长的腿部线条。

交叉走路 **557**

两腿交叉走路，用左大腿内侧的肌肉压住右大腿，然后用右大腿内侧的肌肉压住左大腿，就这样扭捏婀娜地走起来，大腿侧向的肌肉在不断拉长。

直腿上抬

双腿伸直坐在垫子上，再绷紧脚尖，将两只手放在身后并撑在地面上，身体要稍微的往后倒一点。然后将左腿抬高到差不多 45 度的时候停 3 秒，这时就能感觉到肌肉正在拉伸，之后再慢慢地放下左腿。更换右腿完成相同的动作，每组重复 5 次即可。

双管齐下
杜绝黑膝盖

夏日，穿短裤和齐膝短裙时，怎么能让黝黑的膝盖给美腿大打折扣呢？建议每两个星期用去角质膏去除膝盖角质，此外应避免长时间久站，站立时间过长也会造成膝盖血气淤积，导致黯沉发黑。

单腿旋转

身体仰卧，双腿并拢，脚掌贴地，膝盖向上弯曲，双手放在身体两侧。右腿伸直往天花板方向举起，与地面垂直，左腿保持不变，右腿以臀部为中心，整条右腿沿着顺时针旋转，再换腿练习。

保鲜膜瘦腿

用瘦腿膏均匀涂抹于腿部后，再用保鲜膜缠绕，注意不要裸露肌肤，在密闭的环境下，温度会升高，腿部的脂肪燃烧会更快。

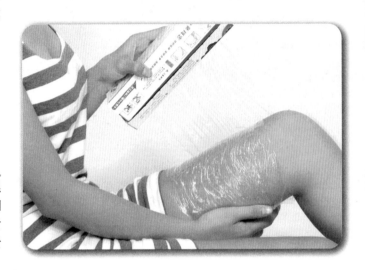

根据腿型采取
瘦腿方式

脂肪型的小腿在前期，按摩瘦腿效果会比较好，肌肉型的小腿相对稍微慢些，所以肌肉型的小腿肥胖，更需要为自己的腿部和肌肉放松并且做一些拉伸运动，瘦腿效果更佳。

高抬腿跳绳

一条腿抬高呈直角，左右腿交换着跳，要点是跳跃时脚尖朝下。如果连续换腿跳有困难，可在跳一次后在原地轻点一下，调整节奏后再换腿。

习惯睡硬床

寝具太过柔软会使腰部常常下沉，睡久了会导致骨盆歪斜，让骨骼形状改变，想拥有美腿不可不提防过软的床。

香椿鸡蛋

这是一道非常有助于瘦腿的家常菜，菜中含有极为丰富的维生素 A 和维生素 B_2，维生素 A 则有助腿部肌肤的养护，维生素 B_2 则具有很好的消除腿部脂肪的作用。

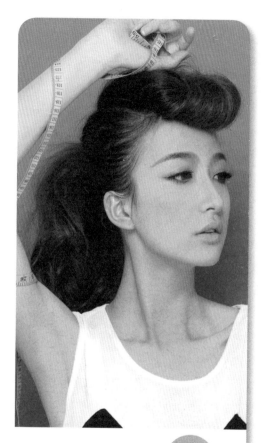

夹枕举腿

准备一个枕头，右侧躺在床上，右手伸直，左手屈肘放在身体前面，双腿夹着枕头。双腿用力慢慢举起枕头，举至最大限度，再慢慢放下。腿部举起时，大腿和小腿同时用力，肌肉被拉伸。

一天 8 杯水 567

每天喝 8 杯水可以神奇地减少饥饿感、冲掉体内的多余脂肪，保持新陈代谢运作畅通，身体变得轻松畅快，双腿自然就会瘦下来。

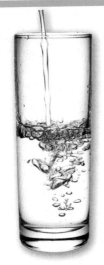

吃寒性果蔬 570

寒性蔬果可以清热解毒，并且含有大量粗纤维，可刺激肠胃蠕动，加速双腿毒素的排泄。梨、苦瓜、番茄、香蕉等，都是不错的寒性蔬果。

补钾去肿 568

钾离子可以排除体内多余钠离子，让水分不再囤积在双腿，可以多吃苋菜、绿豆、紫菜、燕麦、樱桃等食物，有助于排除体内的多余水分。

坐姿夹腿 569

坐在办公桌前工作时，两腿并拢并用大腿夹一本书，为了保持书不掉下来，大腿内侧会自然用力收紧，从而得到很好的锻炼。

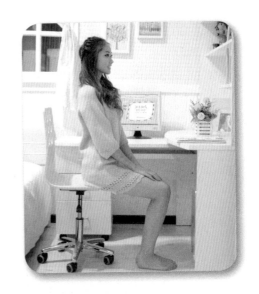

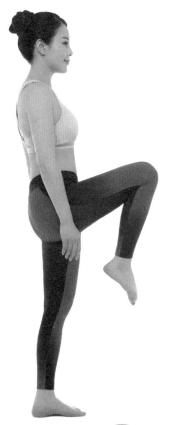

运动剧烈 ≠ 瘦腿效果好

不要以为汗流得越多、运动得越剧烈，就可以起到更好的减肥瘦身效果。相反，剧烈的运动不但会使身体感到难受，还会加重身体肌肉及各器官的负担。

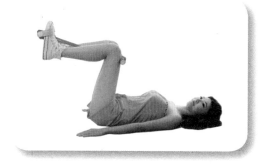

每天 100 个 高抬腿 571

高抬腿是一种很好的瘦大腿运动，它能很好地运动到大腿上的肌肉，促进腿部脂肪的燃烧。每天做 100 个高抬腿，就能达到很好的瘦腿效果。

空中脚踏车

身体平躺并把脚抬起，双脚做蹬自行车状，进行 5 分钟左右。这个方法对于瘦大腿根部效果十分明显。

保证睡眠

睡眠的时间不足，除了会影响皮肤以外，也会影响身材。睡眠不足会令身体的新陈代谢减慢，使体内的毒素和多余废物较难排出体外，腿部较容易出现水肿肥胖的现象。

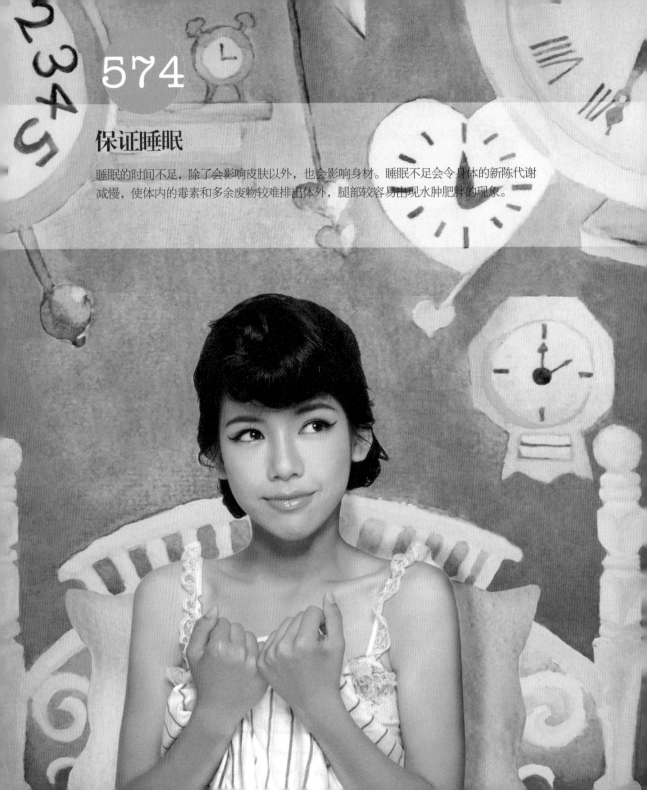

桥式挤压

身体平躺，膝盖弯曲，两膝之间夹一个枕头，臀部慢慢离地抬高，让身体成桥式姿势，胯部保持不动，慢慢挤压两膝之间的枕头20次。这种方法在桥式动作的基础上加了枕头，能更好地锻炼大腿内侧肌肉。

跑步时不要前脚掌先落地

在跑步时用前脚掌先落地可让人不费劲地跑起来，所以这是使跑步运动变得更轻松的重要技巧之一。但这样的跑步方法却会让小腿的肌肉变得结实发达。

敲打飞扬穴

飞扬穴在承山穴外下方1寸处，与腿部的体液循环息息相关，只要对它进行刺激就能促进双腿的血液循环和淋巴排毒。由于飞扬穴所在的位置肌肉较厚，所以敲打刺激的方式效果更好。

睡觉时为小腿减负

只需把床尾腿部的位置垫高，让双腿的水平高于心脏，这样就可以促进水肿部位的体液回流，为小腿"减负"。

骑脚踏车最瘦腿

想避免腿部变粗，最好的方法就是先让脚跟落地，然后让全脚掌触地，所以最好的瘦腿运动是骑脚踏车。因为蹬车轮时不仅可以减掉大腿上的赘肉，小腿肌肉也可以得到拉伸。

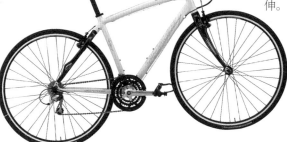

预防静脉曲张瘦腿袜 580

预防静脉曲张瘦腿袜是一种具有促进静脉血液回流心脏功能的产品，这种医疗弹性袜主要借由其渐进式压力由脚踝处渐次向上递减，收缩小腿肌肉，改善萝卜腿并且预防静脉曲张。

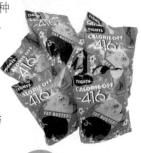

侧卧抬腿 581

身体侧卧，以肘撑地，慢慢抬起一条腿，两腿均要保持绷直，抬高后保持 30 秒左右慢慢放下。重复 50 次，再换另一条腿练习。这一方法可锻炼大腿外侧，收紧肌肉减掉赘肉。

剪刀脚瘦大腿 582

身体平躺，保持两腿并拢竖起的姿势，然后两腿向两边打开（像剪刀一样），停留几秒后收回，重复 50 次。这一动作可有效锻炼到大腿内侧的肌肉，燃烧脂肪。

西柚美腿 583

西柚热量很低，并且含有丰富的营养，不但能影响人体吸收糖分，使糖分不会轻易转化为脂肪囤积，其所含的钾更是可以帮助腿部排出多余水分。

冷热交替洗澡 584

洗澡的时候最好是站着洗，这样可以消耗更多的热量。用热水冲洗两分钟，用手帮大腿按摩，然后换稍冷的水冲洗按摩。反复几次，能很好地促进大腿的血液循环，帮助燃烧腿上多余的脂肪。

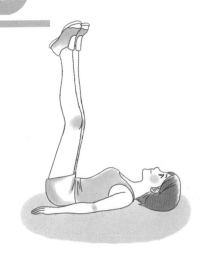
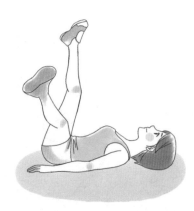

马步下蹲瘦大腿

两腿半蹲但不要蹲得过低，大腿感觉微微发酸是比较合适的角度，太低重心就会不稳，太高大腿肌肉受力达不到马步的要求，瘦腿无效。

踢着走会令腿变胖

踢着走的时候身体会向前倾，走路时只要脚尖踢到空中，然后膝盖弯曲，脚跟也就往上提。所以走路的时腰部、腿部都很少出力，长期如此，腰、腿都会变胖。

外八字导致 X 形腿

假如你有外八字走法的习惯，那么请你留意，外八字走法会使膝盖向外，走路姿态不佳，腿型也会变丑，以至产生 X 形腿。

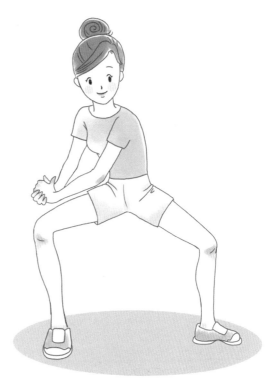

坐立抬腿

坐在椅子上，两手扶着椅子两边，固定住身体，抬起一只脚并伸直膝盖静止 30 秒，然后换另一只脚做相同动作。

单腿跳绳

保持跑步的动作，单腿轮流跳过绳子。练熟动作后尽量加速跳跃，这样才能有效减掉腿上多余的赘肉！

球上蝗虫式
590

以大腿及腹部紧贴健身球，双手撑地，身体平卧在球上，与地面平衡。抬起左腿，弯曲右膝，以右脚板支撑住右大腿，保持姿势 15 秒后，还原起点动作，换另一侧脚重复动作。

健身球深蹲法
591

健身球靠近墙身，上背贴着球的边缘，利用球做滑轮，呼气后缓慢地屈曲双膝，直到下降至大腿与地面成平行状。保持姿势 15 秒后慢慢恢复。此动作能增强腿部的耐力和下肢的稳定性。

多爬楼梯
592

上下班的时候可以多走走楼梯，尤其是吃完午饭后，不但可以借着爬楼梯消化吸收食物，还能拉动大腿肌肉，促进血液循环，促进腿部脂肪的燃烧。

海苔调节 体液平衡
593

海苔里含有维生素 A、维生素 B_1、维生素 B_2、维生素 B_3，还有矿物质和其他纤维素，对调节体液的平衡很有效，想纤细玉腿可不能错过它。

球上头撞膝式
594

坐在健身球顶的边缘，双腿并拢，举起双手，腰背挺直，然后向前弯腰，腹部贴近大腿，额头靠近小腿，双手抓住足踝按在地上。保持姿势 15 秒后，还原起点动作。这样可令双腿变得既有弹性又柔软。

多吃蛋类
595

多吃蛋也能美腿，这是因为蛋里面的维生素 A，可以让双腿的肌肤水嫩嫩的，维生素 B_2 则可消除脂肪。其他的磷、铁、维生素 B_1、维生素 B_3，也都对消除下半身的赘肉有效果。

饭后不要 立即坐下
596

吃完饭可别直接坐着不动，否则会让你的脂肪积累到你大腿和臀部的。30 分钟以内，让自己尽可能地多活动，比如，去洗碗，收拾一下厨房，或者出去散步。

内八字导致 O 形腿

很多可爱的小女生都喜欢内八字走路，站立也是呈内八形，但是长期用这种内八字走路法走路很容易形成 O 形腿。

吃出曲线

丰富的维生素 E 和维生素 B 族可以有效消除腿部的水肿，加速新陈代谢，让腿部的血液循环加速，对于预防腿部肌肉的松弛也有很不错的作用，如花生、豆腐、菠菜等中就含有这些丰富的物质。

猕猴桃分解腿部脂肪

猕猴桃的维生素 C 含量特别丰富，其实它的纤维素含量也相当丰富，能增加分解脂肪的速度，避免过剩脂肪让腿部变粗。

刮痧瘦小腿

先在腿上涂上橄榄油或乳液，然后坐在床上或沙发上，腿自然曲起，让小腿处于最自然放松的状态；用刮痧板从膝盖到脚跟，左右腿各刮 100 下，一定要快速地刮，力度控制在自己能承受的范围内。

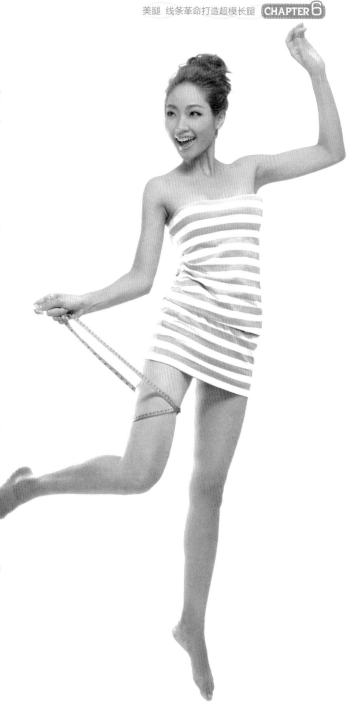

多吃西瓜排水肿

清凉的西瓜，拥有利尿元素酸柠檬黄素，能使让人变胖的盐分随尿排出，对结实肌肉和对付松垮浮肉很有效果。此外，它的钾含量不少，可以修饰美化双腿的线条。

瘦腿精油配方

将西柚、丝柏、迷迭香、杜松、檀香、生姜加基础油调配，从下到上涂抹在腿上，并加以适当按摩，可以帮助排出腿部的水分，消除大腿部位的橘皮组织和小腿的水肿。

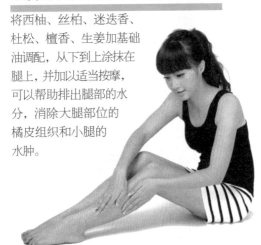

柠檬马鞭草瘦腿茶

将柠檬草、马鞭草、迷迭香混合冲泡，餐前饮用，可以帮助消化、促进新陈带谢，适用下半身肥胖者，尤其能够帮助消瘦大腿多余的赘肉。

站桩踏步瘦腿法

左右宽于肩的位置各放一块砖或较厚的几本书。张开双腿站在砖块上，提起左腿，身体重心放在右腿，然后左腿用力踏在砖块上，并立刻提起右腿。双腿反复练习 30 次。

握水瓶瘦腿操

两只手握住装了水的矿泉水瓶，手臂自然垂下，双脚分开与肩同宽，伸直背脊，慢慢抬起两脚脚跟，抬至最高时停留两秒，再慢慢放下脚跟。通过拉伸小腿肚肌肉，可让双腿看上去更修长。

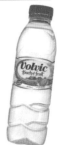

张开腿跳绳

双脚并拢跳一次后，双脚用力向外侧张开并挥动绳子，当绳子转回前方时双脚并拢再跳一次。重复这一动作可锻炼大腿肌肉。

每天吃点芝麻

芝麻能提供人体所需的维生素 E、维生素 B_1、钙质，特别的是亚麻仁油酸成分，可去除附在血管壁上的胆固醇。最好是食用芝麻粉或是直接吃芝麻糊。

坐立压腿

背部挺直坐在椅子上，保持两腿交叉、脚尖着地的姿势，上面的腿使劲往下压，下面的腿使劲向上顶，约10秒后双腿互换位置继续进行约10秒，2～3遍即可。

跪姿抬腿

双膝跪在地毯上，双手、双膝贴地采取匍匐姿势，收紧下颚，慢慢抬高一脚，尽可能地举高，脚膝盖可以稍微弯曲，再慢慢放下。换另一侧脚做相同动作，两侧各做10次。

自制粗盐萝卜瘦腿霜

将白萝卜皮榨汁，萝卜均匀切成圆柱体备用。萝卜皮汁均匀涂抹在小腿上，并用圆柱的萝卜作为按摩棒，蘸取一些粗盐在小腿肚上画圆圈进行按摩。这既可以消除水肿，又能燃脂嫩肤。

压脚走会肥腿肚

压脚走时，身体重量会整个压在脚尖上，然后再抬起来。长期如此，会导致腿肚的肌肉越来越发达，就会产生萝卜腿。

洗澡时搓腿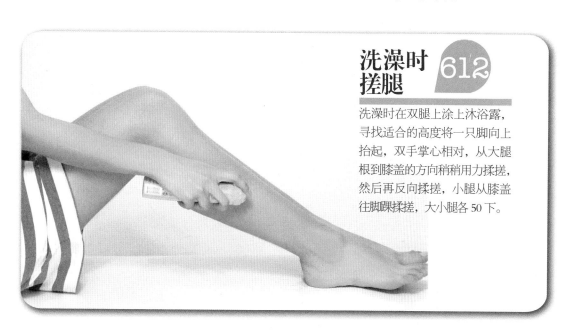

洗澡时在双腿上涂上沐浴露，寻找适合的高度将一只脚向上抬起，双手掌心相对，从大腿根到膝盖的方向稍稍用力揉搓，然后再反向揉搓，小腿从膝盖往脚踝揉搓，大小腿各50下。

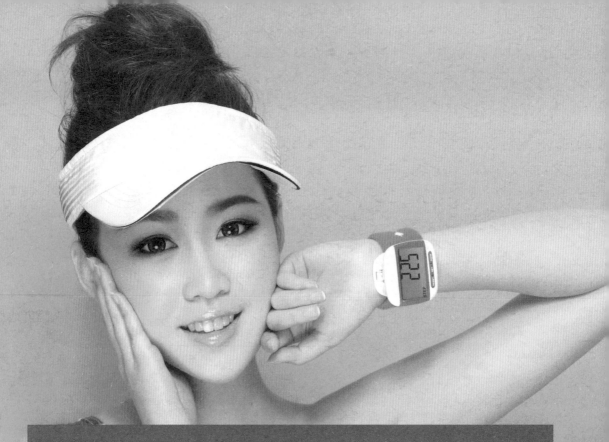

CHAPTER 7
纤臂

细节蜕变速成
冰雕玉臂

不要过度运动 613

想要快速瘦下来，于是疯狂地做运动，这只会让你的身材越来越胖。因为当运动量和频率达到一个界限，在这个临界点以上，会对身体造成不好的影响，比如，肌肉损伤或过于强壮。

选择合适的哑铃重量 614

在瘦手臂的运动中，哑铃操效果显著。但如果哑铃重量过重，就会为肌肉带来负担，导致肌肉拉伤或者运动过度，所以在做哑铃操之前，最好选择好哑铃的重量，并调节好频率和强度。

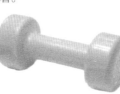

手臂肌肉训练 615

以膝盖曲起，手臂撑地的姿势坐下。身体慢慢朝后仰，当手臂出现酸痛感时，保持那个高度撑 10 秒，再慢慢向身体方向撑回原位，重复 10 次即可。

改良版俯卧撑 616

一般情况下，做俯卧撑更多的是锻炼胸肌，如果想要有效瘦手臂，就需要夹紧腋窝来进行。如果方法错误、动作错误，反而会令手臂负担过大而变粗。

拉臂蹬脚 617

平躺在沙发上，右脚抬高，脚跟蹬直，双手用绳子套住右脚脚掌，使右脚垂直于地面。弯曲双手，拉着绳子，把右脚尽量靠近上半身，拉开左脚与右脚的距离。坚持该姿势片刻后，缓慢恢复原姿势，反复练习数次。

背握抵肘 618

一只手从肩膀绕向后背，一只手从腰侧绕向后背，两只手分别握住毛巾两端，慢慢地往一起移动，直到右手握住左手，头部用力抵住上方手肘，感觉酸痛为止，然后左右手换位置练习。

不要总是一只手提包包 619

总是用同一只手或同一边肩膀背包包，会导致力量集中在一侧手臂上，会造成体态歪斜。最终使得手臂血液循环不畅通，多余水分无法顺利排出，变成容易堆积脂肪的体质。

脂肪型手臂需要全身运动 620

这一类人群的手臂上积聚了过多的皮下脂肪，让手臂变得比较厚实。因为皮下脂肪通常是在全身一起积聚，所以做全身有氧运动比单独做局部运动更有效。

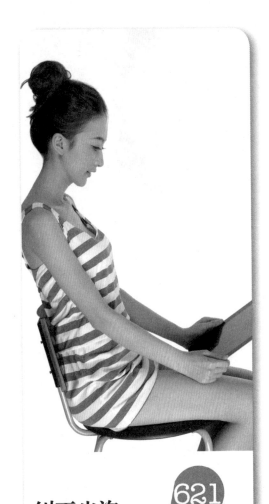

松弛型手臂
需要运动

622

手臂长期缺乏运动，体内的废物、脂肪更容易积聚起来。加上年龄增长，手臂上的赘肉更是变得软趴趴，松弛而且下垂，这就是我们经常说的"拜拜肉"。所以更要多运动。

沐浴后按摩
运动

623

手掌紧握手臂，像扭毛巾般向左右转，有助于紧缩松弛的手臂，做 10 次，换另一边手臂重复同样的动作。握拳放在左手手肘内侧，用指关节力向上压至腋下，收紧手臂的线条。

纠正坐姿

621

如果斜方肌、三角肌和三头肌经常处于松弛状态，就要开始纠正自己的坐姿了。坐立时不要弯腰驼背，以防止脂肪堆积在手臂及肩背位置。

在办公室也
能瘦手臂

624

双手五指分开，保持腹部臀部收紧，双手用力夹紧身体并且保持向下推椅子，感觉手臂后侧收紧，保持 15 秒左右，休息 3 秒后进行下一次练习。

拒绝抹胸和吊带

胳膊胖的人一般肩膀和腋下也会肉肉的，如果穿抹胸，勒出来的副乳会很可怕。此外，吊带和抹胸少了遮挡，更容易将壮硕的手臂突显出来。

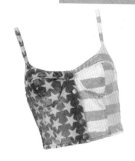

软化肌肉才是瘦臂根本

肌肉型手臂更需要锻炼肌肉，这里的"锻炼"并不是指练出肌肉，而是让肌肉软化下来，从而变得紧致细长，手臂就能瘦下一圈。

摆臂散步

散步时双臂随着步伐节奏而用力向前后摆动，也可以大幅度地举上放下，这样对塑造完美的手臂线条有很大的帮助。

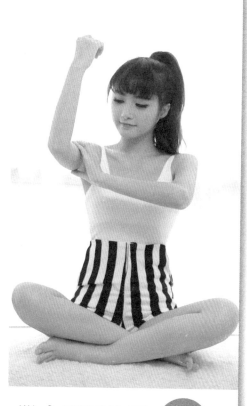

肌肉型要练习手臂内侧

肌肉型的手臂肥胖，通常是外侧的肌肉会显得比较粗壮，如果想让粗壮的肌肉变得更柔软紧致，那就要翻过来锻炼内侧的肌肉。

手臂平举扭转

挺直站立，双脚分开与肩同宽，双手打开成一直线，双手握拳，大拇指竖起，手臂向反方向反转，即左拇指向上时右拇指向下，反复 50 次。如此可以适当练习手臂肌肉，既不会过度锻炼，还能紧实线条。

做适量的伏地挺身运动

伏地挺身可锻炼手腕以及肩膀的肌肉。但是，若做伏地挺身的次数过多，或强度过大肌肉很容易会变硬。若是想要获得纤细的手臂的话，适当减轻伏地挺身的运动量。

不运动也不会让肌肉变瘦

有的人以为，肌肉之所以会变得粗壮是因为运动过度，停止运动肌肉就能减少。但事实上，不做运动，肌肉量减少，手臂并不会变细，而会让脂肪更容易积聚形成赘肉，反而让手臂越来越粗。

弓步举臂

两脚分开与肩同宽，双手放在身侧，抬起右膝盖直到大腿与地面持平，同时双手并拢举高于头部，保持 5 秒，然后慢慢地放下右脚，使其向前成弓步姿势，再收回左脚。这个动作对腰、腿及手臂都能锻炼到。

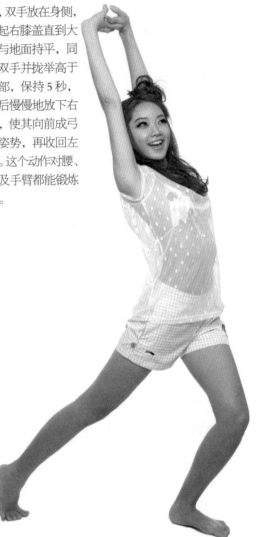

自由式收背臂

两脚分开与肩同宽，站立，模仿游泳自由式的动作，可以连背侧至上手臂都收得紧。手伸直，与肩膀成水平线，打圈式向后拉，记得手要直，一圈为一次，两手各做 15 次。

拖地不忘瘦手臂

当你的拖把往前拖一步时，脚就往后退一步，脚要使劲，并且配合最大幅度地摆动手臂。这样就可以充分锻炼到手臂肌肉。同理，尽量用吸尘器吸地代替扫地，也可以达到跟拖地一样的效果。

淋巴循环不畅通导致粗臂

手臂内侧肥胖，除了脂肪堆积外，若淋巴循环不畅通，水分会滞留在内侧位置，形成肿胀，也会导致手臂变粗。

评估你的手臂

想要使手臂达到最好状态，需要先评估自己的身体，设定一个可完成的目标。对于手臂赘肉太多的女性，需要增加手臂训练的负重及重复次数，同时还需要加强有氧运动。

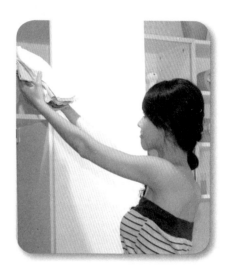

提东西锻炼手臂

一手提起东西的时候，身体微微向重力方变倾斜，为了保持平衡，肩膀、手臂、骨盆都会用力以保持平衡，故可以得到很好的锻炼。但切记东西不可太重，而且要两只手轮流练习。

抖棉被法

把棉被放入被单后，双手抓起被子两角，大幅度地摇动被子，使被子出现波浪形摆动，记住要用手臂的力量。甩毛巾也可以得到相同的效用。

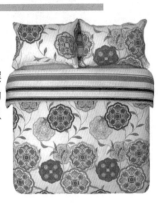

双手合十向上举

双手合十慢慢向上举过头顶，注意手臂要紧帖在耳朵两侧，并尽量向上举。一条腿抬起来，脚掌贴在另一条腿的膝盖位置，身体保持平衡。

撑地抬臀

双脚伸直坐好，双手张开置于臀部后侧，双臂夹紧，以手掌撑在地面上。屈膝抬起臀部，手臂伸直，将臀部往前低空移动，直到感觉手臂肌肉完全伸展开。

擦地板瘦手臂

双手平放于地上的抹布上，双膝着地，脚跟稍稍抬起，然后利用手臂的力量向前推抹布。这个方法可使手臂下方得到拉伸。

扭转手臂

拳头朝外旋转，较容易感受到手臂内侧肌的伸展，也可一边旋转一边改变两手臂间开合的角度，你会发现可以运动到手臂不同部位的肌肉。

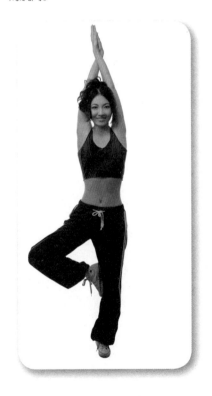

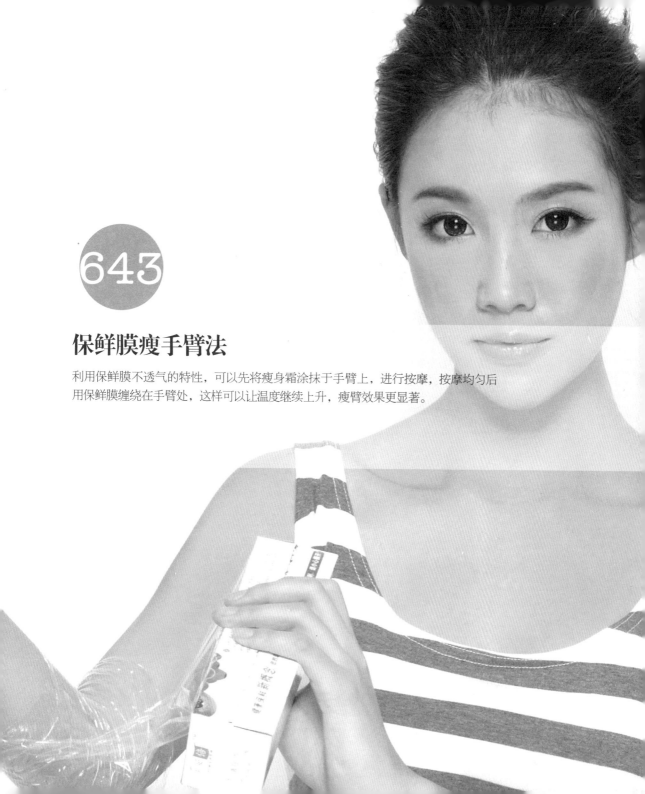

643

保鲜膜瘦手臂法

利用保鲜膜不透气的特性，可以先将瘦身霜涂抹于手臂上，进行按摩，按摩均匀后用保鲜膜缠绕在手臂处，这样可以让温度继续上升，瘦臂效果更显著。

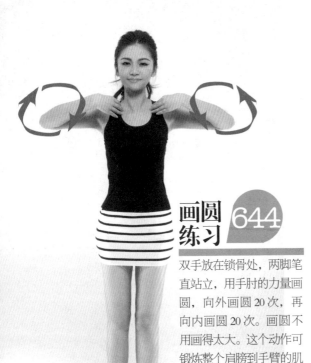

双手握拳碰肘 646

双手举至胸前，轻握双拳，让双拳相碰，肘部也尽量相碰，坚持30秒。重复练习，可收紧手臂赘肉，让线条更紧实。

画圆练习 644

双手放在锁骨处，两脚笔直站立，用手肘的力量画圆，向外画圆20次，再向内画圆20次。画圆不用画得太大。这个动作可锻炼整个肩膀到手臂的肌肉，还能运动肩胛骨。

举臂后摆 647

一只手握住一小瓶矿泉水，向前伸直，之后向上举，贴紧耳朵，尽量向后摆臂4～5次。缓缓往前放下，重复此动作15次。每天做45次左右，可以根据自身情况来增减。

胸前手拉手 648

双手拉手的方式上下勾住，放在胸前，尽量张开胸部，然后两手分别向相反方向用力拉动，如此坚持20秒，重复3次，然后交换左右手的上下位置，左右手分别完成一次算1组，如此重复5组。

内外画圆 645

站直后向前伸直双手，双手向外画圆20次，然后再向内画圆20次，同时要注意画圆不用画得太大，使用的是手臂的力量，而不是手掌的力量。

果酸改善毛孔角化 649

针对手臂上一粒粒的毛孔角化现象，可用含果酸、A酸的药膏，加速角质代谢；平时洗澡后也可涂抹含轻微去角质成分的乳液。虽然毛孔角化无法根治，但只要持之以恒，也可使其得到改善。

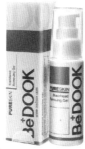

拉伸臂侧 650

将右手臂伸高，往身后左肩胛骨弯曲。以左手压着右臂关节处，并触碰左肩胛骨，而后伸高。左右换边，每天做 20 次。

运动后按摩 651

运动后配合局部按摩，可以加速代谢身体堆积的乳酸，便能放松紧绷肌肉。这样既能锻炼局部线条，还能减少肌肉产生。

持重物举起 652

选两本略有重量的杂志、书或两瓶装了水的瓶子。平躺后一手拿一个，双手张开与肩同宽向上举起，手臂与身体呈 90 度直角。

划臂练习 653

身体挺立站直，双脚打开约与肩同宽，手臂向两边打开伸平，慢慢地向前划圈 20 次，再慢慢地向后划圈 20 次。

抓住"拜拜肉" 654

平举右手伸直，以左手从下方握住"拜拜肉"，由下朝外侧扭转。重复做 10 次之后再换另一侧手做。

毛巾瘦臂法 655

将一块长度与手肘到腋下长度相当的毛巾缠绕于手臂上，滴上精油按摩捂热后，左手弯曲，右手用力拉，再换边练习。此动作可收紧手臂内侧赘肉。

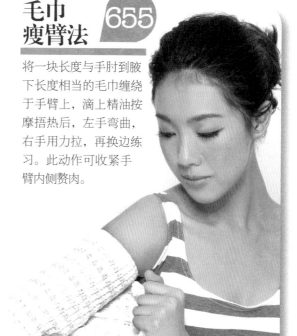

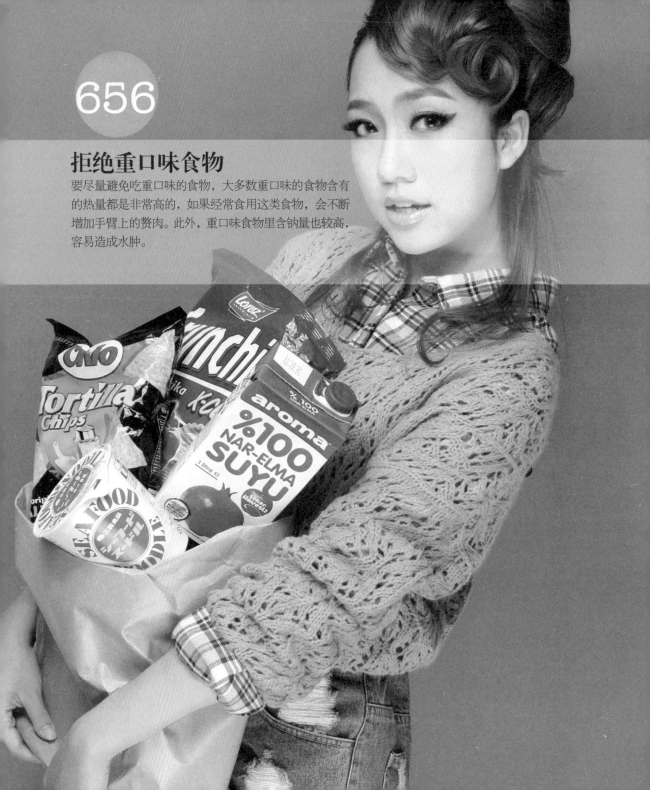

656

拒绝重口味食物

要尽量避免吃重口味的食物，大多数重口味的食物含有的热量都是非常高的，如果经常食用这类食物，会不断增加手臂上的赘肉。此外，重口味食物里含钠量也较高，容易造成水肿。

收紧三头肌

背对矮柜或床边，双手撑在边缘，双脚弯曲，用双手支撑身体，保持手臂伸直。深呼吸，身体向下沉，随之呼气，双手弯曲到90度角维持10秒，再深呼吸，身体开始慢慢向上升。此动作可以收紧平时运动量较少的三头肌。

举哑铃紧实细手臂

挺直站立，双脚分开与肩同宽，双手握着哑铃，左腿在身侧抬起，挺直背部。双手屈肘成直角，右手慢慢提起哑铃，尽量拉伸，保持平衡，然后换腿重复练习，重复20次。

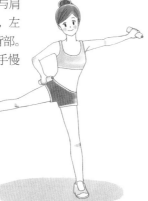

按摩手三里穴

双手握拳，弯曲手肘抬起左手手臂至胸前位置，上手臂与下手臂呈90度，然后抬起右手放在左手的肘关节上，按压住手肘内侧的手三里穴，动作持续15秒，然后换边重复动作。

手心向内抬臂

跪立在地毯或沙发上，挺直后背，两腿间约一拳宽，手臂下垂，将两手心朝体侧。保持手心向体侧姿势，将手臂向后抬至最大。反复10次。可运动手臂前侧肌肉。

去掉手臂橘皮组织

将2滴杜松果+1滴甜茴香+1滴天竺葵+1滴无光敏葡萄柚+10ml甜杏仁油混合调配，可增强循环，疏通淋巴，帮助排毒，同时可紧致手臂肌肤，减少橘皮组织。

按摩后肩

抬起左手手臂往前水平方向伸出，然后右手放在左边肩部以下的背上，用食指、中指及无名指指腹稍做用力按摩后肩，动作持续15秒，然后换边重复动作。

挤走手臂赘肉

坐在地上，双腿交叉，双手中间夹一个健身球，注意使你的小臂与地面平行。双手挤压球，感觉胸部用力，保持1～2秒，然后松开。重复此动作2组，每组20次。

一周去除一次角质

角质累积在手肘会形成粗糙的"大象皮"，藏在皮肤皱折中。洗澡时先用温水泡软角质后，再以浮石轻刷，洗净擦干后立刻涂抹乳液保湿，一周一次，便可消灭肥厚角质。

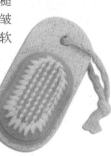

健康的生活习惯

睡眠充足、不抽烟、少吃冰（会滞缓气血活动，使血液循环差），身体便能稳定运作，不仅不再容易水肿，皮肤也自然明亮光滑。

按摩腋下

弯曲手肘抬起左手，然后用右手的指腹轻轻地揉捏腋下及周围的手臂内侧，动作持续20秒，然后换边重复动作。这个动作可帮助畅通腋下淋巴，令体内毒素更好地排出。

按摩淋巴

弯曲手肘抬起右手，然后用左手按在右手手臂的肌肉上，一边呼气一边从手腕开始点按，直至腋下，然后再换边重复动作，注意不要过于用力。

瘦身瘦臂汤

将姜黄、桑枝、白术、苍术、夏枯草各2钱、薏仁5钱一起放在1000毫升水里熬煮成茶饮，加入甘草1.5钱以中和药性并调和味道，夏天煮好放凉，饭后饮用清凉好喝又能瘦手臂。

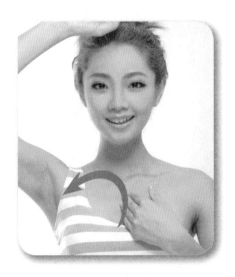

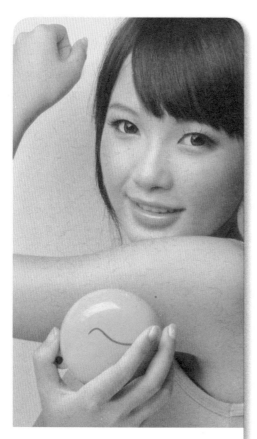

双手平行移动 670

两手臂间的距离保持不变，平行并保持伸直朝头后方移动，伸展到极限之后维持不动10秒，再同样平行移动回到垂直状态。来回做15次。可以感受到手臂内侧肌肉的紧绷。

按摩小拇指根部 671

伸直右手手臂抬起至偏左边位置，再弯曲左手手肘抬起左手，左手五指并拢张开，左手手掌放在右手手掌掌心上，按摩小拇指根部15秒，再换边重复动作。

手掌交叉行走 672

挺直站立后慢慢下蹲，将手掌放在双脚前，向下压在地板上，与肩同宽，然后两手交叉向前移，直到形成俯卧撑的姿势，停顿一下后，再倒回去，回到站立姿势，重复数次。可锻炼到肩部肌肉、肱二头肌、肱三头肌。

按摩手臂外侧关节 669

右手手肘弯曲，手掌按在左边的腹部位置，然后抬起左手手臂至胸部以上位置，上手臂与下手臂呈90度，左手按在右手手臂的外侧肘关节处，手掌顺势向上按摩20秒，然后换边重复动作。

百搭遮肉阔领罩衫

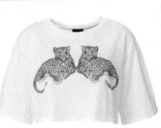

673

无袖长裙大行其道，手臂粗壮不敢穿怎么办？在长裙外套件阔领的白T恤，即可遮掩诸如"拜拜肉"、过宽肩膀等身材缺陷。需要注意的是，所选的白T恤领口一定要够大，香肩微露时尚又性感。

盘腿压肘

674

盘腿坐，一手贴耳向上伸直，手肘弯曲，手掌向后约摸到后颈处，另一手手掌握住手肘处，轻轻向下压，约持续30秒再换边。

推手后仰

675

跪坐在地毯上，腰背挺直，调整呼吸。左手朝上，右手朝下，手肘相叠，手掌互握，上身后仰，手尽量往头上方推紧，停留数秒后，恢复初始动作，换手练习。

按摩手臂关节

676

弯曲手肘抬起左手，然后右手按在左手的肘关节上，手掌稍微用力顺着手肘处往下按摩至腋下位置，动作持续20秒，然后换边重复动作。

座椅练习

将手臂撑在椅子的边缘，身体慢慢向下滑，直到臀部挨到地面。再利用手臂的力量，缓慢地带动臀部站起，直到能够坐到椅子上，反复这个动作 5 次，可锻炼手臂肌肉的耐力。

单手抬臂俯卧撑

双手支撑俯卧地板，后背挺直，慢慢向左转动，用右臂支撑地面，左手向上伸直，头部也跟着左臂摆动，保持这个姿势数秒，然后恢复到开始动作，换另一侧手支撑地面重新练习。

多吃葡萄

葡萄含有大量丰富的矿物质和多种维生素，以及多种人体必需的氨基酸。从中医的角度来说，葡萄性平，可益气、逐水、利小便，对于水肿型手臂来说好处多多。

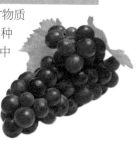

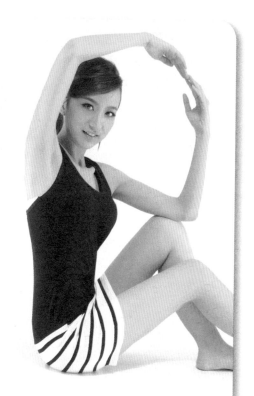

哑铃瘦臂运动

自然站直，双手握着 1.5 ～ 3 千克的哑铃，手心向前，双手放在身体两侧。慢慢抬起右膝，同时慢慢屈肘，向上举起哑铃，让哑铃向胸部方向提拉，双肘紧扣身体两侧。然后慢慢放下双手和右膝，换另一条腿重复练习。

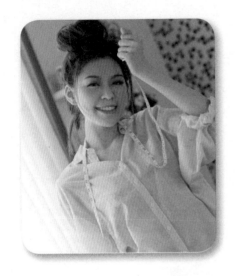

倾身抬臂

挺直站立,双脚分开与肩同宽,膝盖稍微弯曲,上身向前倾 20 度,两手臂同时向外后侧打开,提高手臂直到肩高或者略低于肩高,尽量向外侧打开并保持 10 秒,恢复原来的动作。

侧卧肩外旋

侧卧,一侧手的小臂和上臂呈直角,而上臂夹紧身体,以肘关节为中心,小臂尽量向外旋转,直到感觉上臂酸软后恢复动作,然后每边手臂进行 15 ~ 20 次,连续做 3 ~ 4 组后换另外一边手臂进行。

锻炼手臂耐力

挺直站立,双脚分开与髋同宽,双手分别握哑铃,平举在身体两侧,微微弯曲双腿膝盖,低头身体向前倾,双手手肘微微弯曲。动作坚持 10 个呼吸左右,然后恢复初始状态,重复动作 20 次左右。

按摩阳池穴 和曲池穴

点按阳池穴和曲池穴能够加速手臂血液循环,促进淋巴新陈代谢。阳池穴在手腕背部位置手背横纹上,无名指和中指中缝正下方。曲池穴在手臂中间肘部内侧,肱骨外横纹凹陷处。

手心向后抬臂 685

跪立在地毯上,挺直后背,两腿约一拳宽,手臂下垂,手心向后。两手向后抬升至最大程度,反复 10 次,这个动作可锻炼手臂外侧肌肉。

蝙蝠袖藏手臂

宽大的蝙蝠袖可以很
好地将手臂上的赘肉
隐藏起来，不过一定
要注意搭配显瘦的下
装，否则会显得人过
于肥胖。

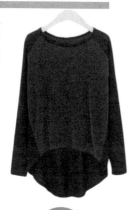

盘腿拉伸手臂

盘腿坐在地毯或是沙发上，脚心相对，双臂从
身体两侧慢慢向上举起，头部随着手臂向上抬
起。双手伸直合十，肩部和手肘同时用力，保
持动作 30 秒，然后慢慢从两侧放下。重复练习
这个动作 5 次，这个动作可以拉伸手臂。

环肩旋转法

以自然站姿为宜，双手臂向外
打开，大臂尽量提高到肩膀稍
微低的地方，弯曲肘部，两手
手指摸到肩膀，固定姿势后分
别向前旋转 20 次后，向后旋
转 20 次，连续做 3 次。

左右提臂

坐在椅子上，上身稍微向前倾，双手在膝盖
部位呈围抱的姿势，脚跟抬离地面。右臂向
右侧提高至上臂跟肩膀成一直线，手肘弯曲，
回到起始的姿势，重复动作 30 次。换另一
只手重复动作。

招财猫动作

挺直站立，双脚分开与肩同宽，一手叉腰，
另一手向外打开，并以肘部为中心，举起上
臂，直到与大臂成为直角，小臂向前做外旋，
15 ～ 20 次为一组，做 3 ～ 4 组。然后换边
练习。

交叉屈伸双臂

站姿、坐姿皆可，双手交叉于头顶，逐渐往
颈部下落，位于枕颈部停止，手肘部尽量面
对天花板，连续做 10 次，每次保持 5 秒。

马步蹲举哑铃

双腿分开与肩同宽，弯曲膝盖，
呈马步姿势。双手各握住一个
1.5 ～ 2.5 千克的哑铃，身体前倾，
保持马步姿势，左手臂向后背上
方伸直手肘，举起哑铃，再换手
练习 20 次。

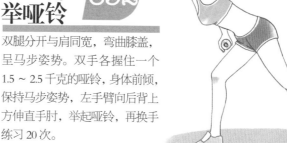

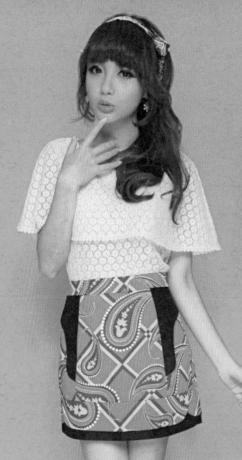

举臂扭腰 693

挺直站立，双脚分开比肩宽，两臂水平打开，然后扭腰向下，右手触摸左脚脚面，快速恢复直立后，换左手动作。重复3组，每组10次，这个动作可以拉伸手臂线条。

双臂环绕 694

挺直站立，平举双手，接着弯曲手肘使双手手指放在肩部上，然后以肩部为支点，向左转动双臂至感觉到酸痛感。休息一会儿，恢复到开始的姿势，依然以肩部为支点，向右转动至双臂感到酸痛时停止。

695

以袖子遮盖胳膊

穿的衣服一定要超过你最胖的部位，最重要的是袖子刚好可以遮住肥胖、松弛的手臂，缩口袖子和泡泡袖的衣服尽量别穿，它只会让手臂显得更加粗壮。

手心向前抬臂 696

跪立在地毯上，挺直后背，两腿约一拳宽，手臂下垂，将手心朝前。向后抬升手臂，至最大程度，反复10次，可运动手臂内侧肌肉。

拉伸燃脂 697

挺直站立，双脚分开与肩同宽，双手举高握住一个矿泉水瓶，双臂贴耳，双手靠拢。手臂弯曲，向后贴近背部，再举高。反复50次。

拉伸手臂 698

跪坐在地毯上，脚尖触地，臀部坐在脚后跟上，腰背挺直，双手拿着毛巾高举过头，分开一肩半宽，双手用力地抓住毛巾，向右拉扯过去，腰背保持挺直不变。这个动作可以拉伸肩关节和手腕关节，并且能够活动到整个手臂。

伸懒腰 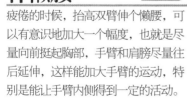 699

疲倦的时候，抬高双臂伸个懒腰，可以有意识地加大一个幅度，也就是尽量向前挺起胸部，手臂和肩膀尽量往后延伸，这样能加大手臂的运动，特别是能让手臂内侧得到一定的活动。

紧致双臂 700

双手握拳，垂直放置于身体两侧，掌心向前。保持肩膀向下和向后锁定，双手向前方平举到肩膀高度，手心向上，小指用力贴紧。挤压胸部，然后放下双臂，重复做25次。

抬臂后弯 701

用双手虎口处轻握哑铃或矿泉水瓶，手向上伸，手心朝南。以5秒的速度将双手手肘向背后弯下，此时手臂要尽量靠近面庞。保持几秒后恢复原姿势，重复以上步骤。

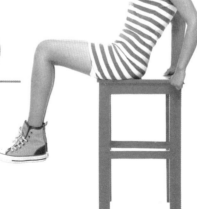

坐姿撑臂 702

坐在椅子上，双脚并拢，双手撑在身体两侧，将身体撑起来，臀部离开椅座即可，双脚不要用力，保持15秒后回复，重复20次。可以锻炼手臂肌肉耐力。

猕猴桃分解手臂脂肪

猕猴桃的维生素 C 含量特别丰富，其实它的纤维素含量也相当丰富，能加快分解脂肪的速度，对于脂肪型手臂有很好的纤瘦功效。

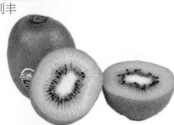

后屈伸瘦手臂

双腿并拢跪在地毯上，双手伸直在背后交握，腰背挺直目视前方。向上弯曲手肘，然后恢复初始姿态，然后双手交握后手臂伸直，吸气，向后向上尽量抬起双手臂，保持姿势停留。此动作能够紧致肌肉，消除肌肉松弛。

弹力绳抬臂

准备一条弹力绳，双手各执一端，左脚前跨一步，踩住弹力绳中间。双手保持甚至向上抬臂，拉动弹力绳。重复多次后换脚练习。

反手拿重物纤臂

当手上提着重物时，不妨尝试将双手背在身后提重物，使身体重心后移，为了保持平衡，手臂和臀部会自然收紧用力，从而达到纤臂的目的。

撤步伸展

双臂向前伸直约为肩宽，右脚向后伸出，保持伸直状态，脚尖点地。手臂和腿部微微上扬，拉伸手臂和大腿肌肉，保持尽可能长的时间，然后换另一侧腿重复练习，帮助塑造手臂线条。

手臂外侧按摩

弯曲手肘抬起左手手臂至胸前位置，上手臂与下手臂呈 90 度，左手手掌自然张开，抬起右手按在左手的手臂上，再以指腹轻捏手臂外侧肌肉，动作持续 20 秒，然后换另一侧重复动作。

手臂垂直扭转

双手向上举高，手指张开，手臂用力朝内扭转，再朝外扭转，反复 50 次。这样不仅上臂会得到练习，小臂也同样运动得到。

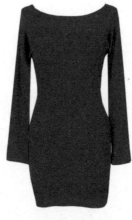

一字领显手臂瘦

精致特别的一字领会将人的视线集中在领子和肩部，从而减少人们对其他部位如手臂、腰部的注意，从而让身型显瘦。

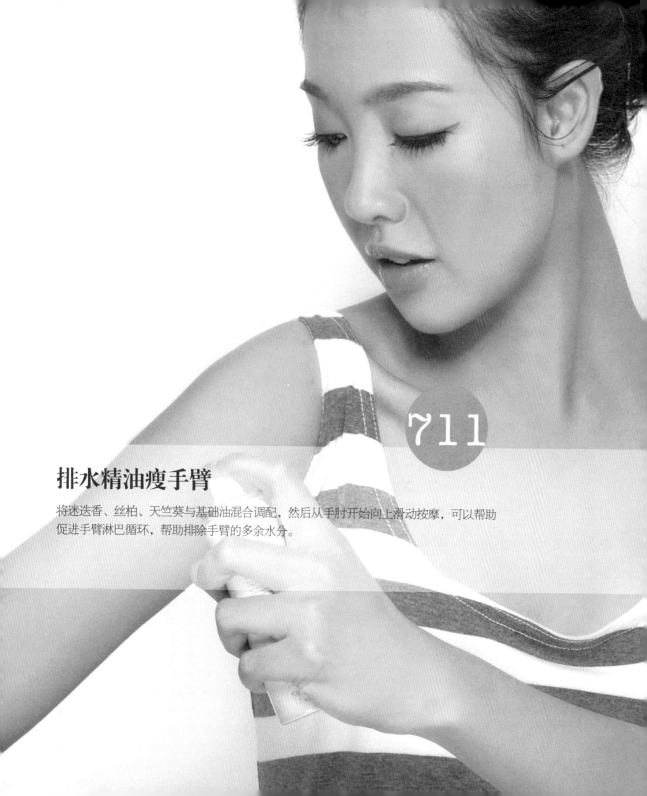

711

排水精油瘦手臂

将迷迭香、丝柏、天竺葵与基础油混合调配，然后从手肘开始向上滑动按摩，可以帮助
促进手臂淋巴循环，帮助排除手臂的多余水分。

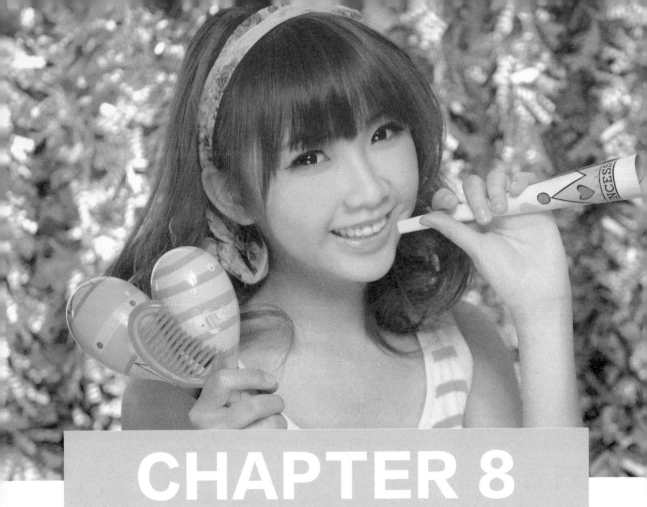

CHAPTER 8

动起来

因地制宜的减肥
小运动

猫式伸展运动

双膝跪在床上，双手作支撑，像猫儿拱起脊梁样用力拱拱腰，再放下高翘的屁股。如此反复15次，可锻炼腰背、四肢的肌肉和关节，促进全身气血流畅。

躺在床上挺挺腹

起床前，伸直双腿，做腹式深呼吸。深吸气时，腹部向上挺起，呼气时松下。反复挺起10次以上。可增强腹肌弹性和力量，预防腹壁肌肉松弛、脂肪积聚腹内，并有提高胃肠消化吸收功能之效。

提包运动

下了车往公司走，人越来越多，甩包运动自然不合适，那就换一个方式吧。拿包时，不要任由手臂垂直，将包微微上提至腰际部位，可以锻炼手臂肌肉。

踢腿练习

整个身体随意地躺在床上，膝盖弯曲，然后双脚往上甩，脚趾也分开活动。保持着直膝几秒，缓慢地落下，重复10次。这个动作可加强下肢和心脏之间血液的循环，避免水肿。

帮肠胃做运动

躺在床上，用右手在腹部围绕肚脐顺时针画圈做循环运动，揉50圈后，用左手逆时针再揉50下。这样可以帮肠胃做运动，具有活络经脉、开胸顺气、舒缓肠胃、改善便秘等作用。

晚上运动是最佳时间

晚上运动能帮助食物更快地消化，使脂肪不会囤积在体内。但是吃过晚饭不宜立即活动，吃过晚饭休息半个小时后外出活动为宜。

减肥快步走

最理想的运动方式就是快步走，并且时间要持续在半个小时以上，这样全身的脂肪细胞才会充分运动起来，进行有氧呼吸，从而把体内脂肪氧化，所以有氧运动才能减肥。

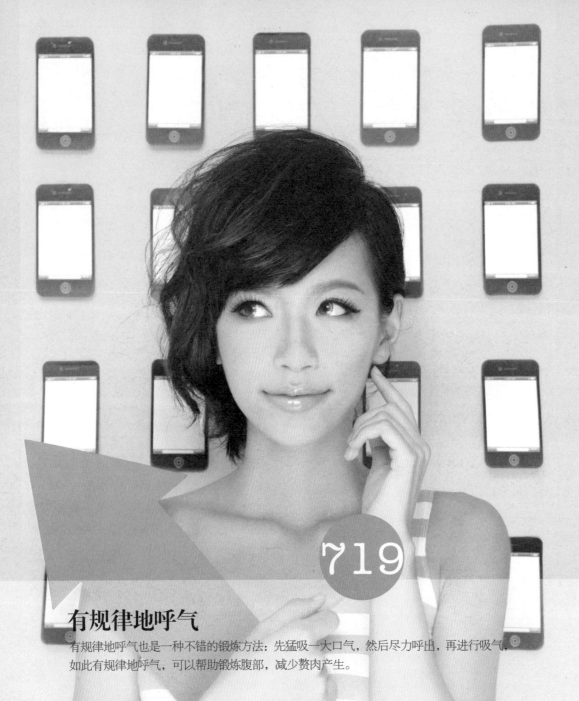

719

有规律地呼气

有规律地呼气也是一种不错的锻炼方法：先猛吸一大口气，然后尽力呼出，再进行吸气，如此有规律地呼气，可以帮助锻炼腹部，减少赘肉产生。

椅后鞠躬

面向椅背，站在椅子后侧，双手扶住椅背并伸直，身体前屈成 90 度，背部保持水平，每次持续 1～2 分钟，可以消除久坐引起的腰酸背痛，美化双腿。

椅后全身运动

站在座椅后面，两只手扶在靠背上，两脚与肩同宽站立，挺胸仰头、塌腰、臀部向后翘，保持 10 秒以后头部向下压，含胸并且背部拱起。两个动作交替进行，能锻炼全身肌肉线条。

后靠练习

坐在椅子上，双腿并拢，上半身挺直，腰部绷紧，双手放在小腹上。上半身慢慢往椅背靠，直至背部贴近但不倚靠椅背，保持 5 秒，重复练习，可锻炼腰部肌肉的耐力。

坐地拉筋

工作一天后做一些小运动，回到家要拉拉筋舒展身体。坐在地毯上两腿打开向侧前方伸直，然后左腿弯曲，脚底贴向大腿根部，上身向前探，双手尽量触碰到右脚脚尖，保持此姿势 5～10 秒后换另一侧练习。

侧坐运动

侧坐在桌子前，保持身体平衡，扭动腰部面对电脑，反复做 10～20 个动作，再换另一边，这样的动作可缓解腰部背部的肌肉僵硬。

跪拉腹筋

双膝跪地，让脚背贴在地上，将两脚后跟往左右两侧拉开，再使臀部落下，坐在床上或垫上，让身体慢慢向后仰，先使头部碰地，然后背部慢慢躺下去，面部朝天，背部贴紧床上或垫上，保持 60 秒再起身。

侧举深蹲

挺立站直，两腿分开与肩同宽，脚尖略朝外，双手紧握哑铃，两臂伸直放在体侧，慢慢下蹲并抬高身体两侧的双臂直到接近肩膀的高度。

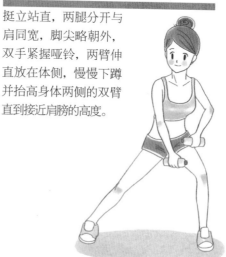

洗脸时半蹲

洗脸的几分钟也要充分利用。弯腰洗脸的同时，膝盖弯曲，保持半蹲姿势。身体为了保持平衡，会自然收紧全身肌肉，小腿、大腿、臀部、腰背都可得到锻炼。

刷牙时踮脚运动

刷牙的时间说长不长，说短也真不短，可不能浪费了。双腿开立，踮起脚尖，保持2秒后再放下，重复至刷牙结束，这个小运动可以迅速紧实小腿曲线。

梳洗完毕扩扩胸

早晨梳洗完毕，穿戴衣物或者吃早餐准备出门时，走路的同时做几下扩胸运动，不需要过多的运动量，就可以令手臂、肩膀、腰背得到运动和舒展。

起床半蹲叠衣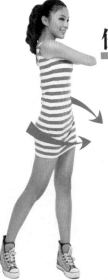

双脚站立，与臀部同宽，脚尖向前。踮起脚跟，蹲下来，膝盖的位置不要超出脚尖。保持这个姿势，穿上衣服并叠起睡衣，可以锻炼身体平衡感，加强腿筋和臀肌，消除大腿多余赘肉。

梳头时提臀

梳头发的时间完全可以做做提臀运动，用力收紧臀部肌肉，但切记不要将胯部往出顶，才能更好地锻炼臀部肌肉，提高臀线。

喝薏仁水紧致曲线

薏仁是不错的瘦身食物，早上喝薏仁水会帮助排出身体多余的水分，有效地紧致身体曲线，还能为肌肤美白。

坐姿扭腰

坐在椅子上，背部挺直，双手放在大腿上，然后让胸部带动腰部向身体一侧平行移动，保持这个姿势5秒左右再向另一侧移动。

保养时扭腰

拍化妆水、精华、乳液，一步步下来也要用不少时间，如果还要上隔离霜、涂粉底液，时间就更长了，利用这段时间做做扭腰运动，以摇呼啦圈的姿势摇动腰部，左右各扭 30 ~ 50 下，轻轻松松就能够锻炼腹部肌肉。

膝靠胸运动

平躺，腿伸直，抬起左腿，把双手放在大腿后面抓紧，轻轻地把膝盖拉向你的胸部，保持 5 ~ 10 秒。不要放开手，抬起头，把前额伸向你的膝盖。再保持 5 ~ 10 秒，慢慢地回到初始位置，然后换左腿练习。

抬肩收腹

仰卧，弯曲膝盖，双脚平放在床上。手掌靠近臀部，按住床垫。收紧腹部，两肩胛骨抬高。保持一个完整的呼吸，然后放下，重复 10 ~ 15 次。这个动作有点像仰卧起坐，但却更加轻柔，十分适合早上起床时进行。

睡眠不足是减肥大敌

高质量的睡眠对减肥很重要，因为充足的睡眠可以保证身体有更大的能量去调节饥饿激素分泌，充足的睡眠还可以协助控制食欲。

喝橄榄油减肥法

橄榄油所含丰富的维生素 E，易于被皮肤吸收，它不仅可以帮助消化，还能预防便秘，所以减肥效果显著。每天早餐前，空腹喝两勺可食用型橄榄油，减肥的效果十分理想。

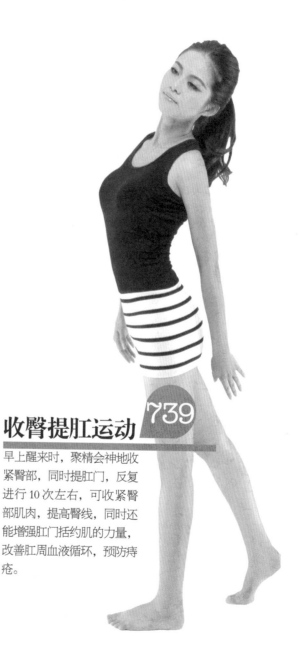

收臀提肛运动

早上醒来时，聚精会神地收紧臀部，同时提肛门，反复进行 10 次左右，可收紧臀部肌肉，提高臀线，同时还能增强肛门括约肌的力量，改善肛周血液循环，预防痔疮。

肩膀运动

坐在椅子上，两手叉腰，肩膀向前倾，腹部往后凹，背部拱起，脖子尽量伸直，舒展身体。保持几秒后把背部挺直，胸部挺起，肩膀往后夹，脖子向上伸直。可以有效促进肩背血液循环。

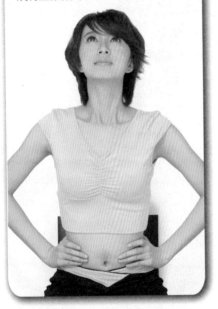

需要减的不是食量而是热量

减肥减掉的应该是热量而不是食物量，一味地减少食物的食用量是不利于减肥的。如果节食或者说是长时间吃单一的食物，不仅不能有效减肥，还会造成身体营养失衡。

坐姿抬腿

坐下后，双腿保持与膝成90度，挺胸收腹，以臀部为支撑，用腹部的力量将双腿微抬，让大腿不接触椅面，坚持尽可能长的时间，然后放松。重复练习可以有效锻炼腹部肌肉，减少脂肪囤积。

给颈部做运动

双腿分开与肩同宽，身体保持直立，双臂伸直在背后十指交叉，向上抬起与身体成30度，掌心朝下用力推出过程中匀速呼吸。保持动作大约10秒还原。休息40秒左右重复2～3组。

坐姿耸肩

背部挺直坐在椅子上，背部不要靠在椅子背上，肩膀放松，两只手自然放在膝盖上。轮流把左右两边的肩膀往上抬，身体其他的部分保持不动，头部也不要歪斜。

椅后下蹲

双脚并拢，站于椅后，双手扶住椅背并伸直，双脚后退1步，吸气屈膝，再吐气下蹲至臀部与膝同高，还原后重复3～5次，能够强化腿力，柔软肩关节，美化曲线。

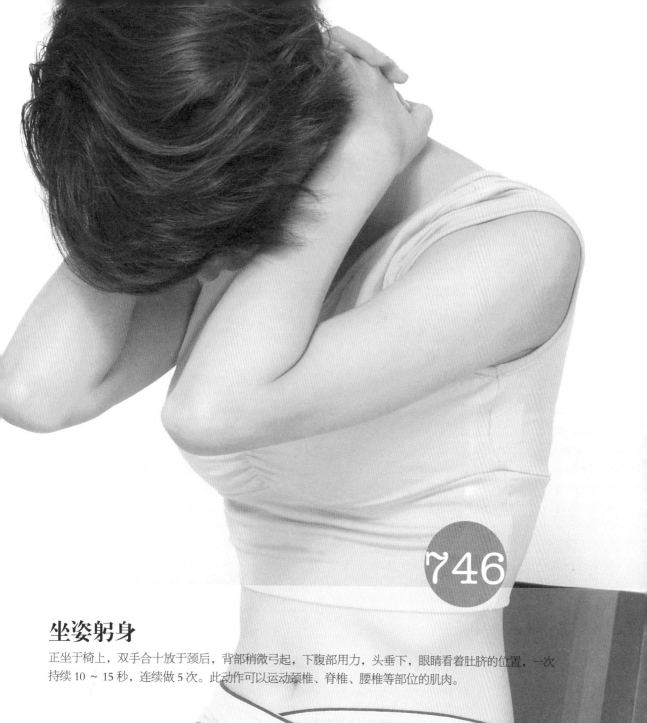

746

坐姿躬身

正坐于椅上，双手合十放于颈后，背部稍微弓起，下腹部用力，头垂下，眼睛看着肚脐的位置，一次持续 10 ～ 15 秒，连续做 5 次。此动作可以运动颈椎、脊椎、腰椎等部位的肌肉。

快走运动

在去停车场、公车站和地铁站的路上，都可以进行快走练习。步行是典型的有氧运动，快步走时一定要记住"跨大步、甩双臂、背伸直" 3 个要点，这样才能达到强力消脂、加快新陈代谢的功效。

站在车上拉吊环

好不容易等来了车，上去却没有座位。没关系，因为站着能做很多小运动。例如，用手拽住车上的吊环，时而用力握紧，时而放松，反复做，可以让手腕变细。

饭局后喝绿茶

对于必须要去的饭局，在吃完饭后记得马上喝点绿茶，补水的同时及时解除油腻，刮油脂，避免油腻和重口味造成身体水肿。

大腿内侧运动

双膝先夹紧一个枕头，然后合力往内挤压。坐在床上后把枕头对折，夹在双膝之间，再使劲挤压 10 次左右。双腿脚踝先夹紧枕头、然后挤压。躺在床上后用手腕撑住下颚，双腿脚踝同样夹紧枕头，往内挤压。

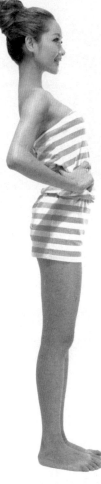

等车时间挺胸收腹

等车、等信号灯的一段时间，你也不是无事可做，可以利用这段时间进行挺胸收腹练习。胸部挺直，将注意力集中在腹部，全力收紧，感觉仿佛肚脐贴近后背，坚持 6 秒后还原，如此反复多次。

起床前的小锻炼

当起床睁开眼睛，用双手支撑起身体，慢慢坐起来。脚伸直，身体向前倾，尽量让身体往腿上靠，用手按住脚，深呼吸并收紧腹部，只要重复 2 次这个动作就能轻松消灭 10 卡路里的热量。

坐在车上活动脚尖

车上有座位时，你也可以轻松地做做运动。腿呈90度摆好，脚跟固定不动，脚尖上上下下反复摆动，这个动作可以锻炼小腿肚的肌肉，让小腿线条更匀称。

站在车上收腹

手握住栏杆，一边数拍子，一边用力向内收腹，这种方法能有效紧缩腹部肌肉，使小腹慢慢缩小。

坐在车上抬脚收腹

坐着的时候还能够锻炼腹肌，双腿并拢抬至离地面约5厘米的高度，将腿悬空，尽量保持这个姿势，能坚持多久就坚持多久。

椅上转身运动

正坐于办公椅上1/2或1/3处，腰背挺直，双手握拳，用腰部力量转动身体，上半身向右扭转。完成后，换另一侧再做。这样能消除腹部赘肉，缓解颈肩及背部酸痛。

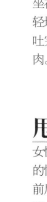

早上起床前翻翻身

每天早上起床前，还没有完全清醒时可以眯着眼睛翻身。伸展双臂，将身体向左扭动，同时上半身和头部向右扭动，然后再反过来扭转翻身。重复几次，可以舒展一夜未运动的筋骨，促进血液循环。

坐抬腿收腹

坐在办公椅上，两腿慢慢往上抬，将两手轻轻地放在小腹上，慢慢吐气并同时收紧小腹，吐完气再吸气。长期坚持能有效减少小腹赘肉。

甩包练手臂

女性外出一般都会携带提包，在不妨碍别人的情况下，可以把它当成"微型运动器械"前后甩动，这种甩提包的动作可以锻炼手臂肌肉。

起床扭身

坐在床边空手握紧拳头，手肘弯曲，然后，保持背部挺直，提高左膝，同时右手肘拉扭到左膝。再抬起手臂，同时左脚尖拍打地板。左侧重复10次，然后换另一边。这个运动可以锻炼全身。

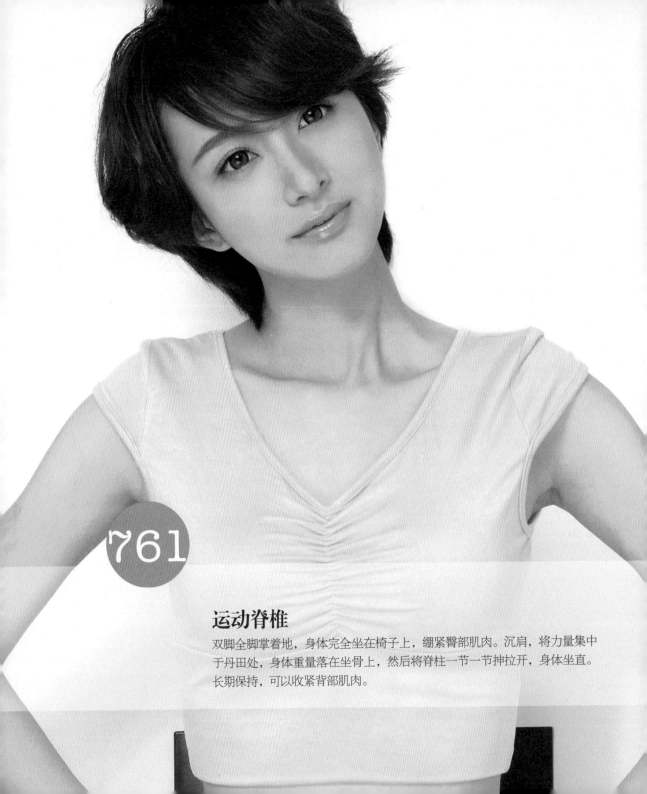

761

运动脊椎

双脚全脚掌着地，身体完全坐在椅子上，绷紧臀部肌肉。沉肩，将力量集中于丹田处，身体重量落在坐骨上，然后将脊柱一节一节抻拉开，身体坐直。长期保持，可以收紧背部肌肉。

坐姿前伸

坐在床上或沙发上，双腿向前伸平，并拢，足跟相距一拳左右，脚掌顶住墙或床头，双手前伸，尽力触摸墙壁或床头。注意：保持膝盖挺直，用力不能过猛，肌肉尽可能放松，持续5秒。

椅上压腿

坐在椅子上，直立挺胸，保持两腿交叉、脚尖着地的姿势，位于上方的腿使劲往下压，下方的腿使劲向上顶，约10秒后双腿互换位置照样做10秒，2~3遍即可。

坐椅撑臂

坐在椅子上，双脚并拢，双手撑在身体两侧，将身体撑起来，臀部离开椅座即可，双脚不要用力，保持15秒后恢复，重复20次。可以锻炼手臂肌肉耐力。

椅后踢腿

在椅子背后站直，双腿张开至与肩同宽，双手扶着靠背顶部，一边呼气一边将右脚向后踢起，脚跟触碰臀部中央。左右脚交替各做5次，最后再分别踢到同侧臀部上各3次。

椅后舞蹈运动

左手搭在椅背上，右脚向后弯曲，右手抓住脚背，右手尽量将右腿向后上方拉开，持续2~3分钟，可预防胸闷，改善臀部下垂的现象。

拉伸臂部线条

先以右手的手掌背贴住背脊，掌心向外，手指朝上。然后再以左手手指从左肩向下伸，与右手手指互勾。如果勾不到，可以借用绳子、毛巾等帮忙。两手用力互拉，直到手臂感到微酸为止。

反手上推

深呼吸，双手从侧边拉高到耳朵旁，然后慢慢吐气，踮脚并十指相扣反掌往上推。当手往上方拉时，肩胛骨要往下稳定，不要耸肩。这个动作能伸展到身体的腹筋及侧面筋。

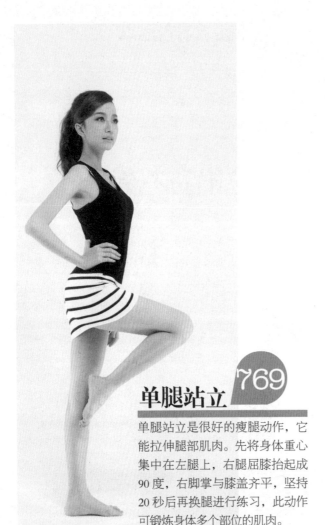

"丁"字步站立 770

站立时，采用"丁"字步形，即一脚的脚跟紧贴住另一脚的足弓处，双腿同样用力贴紧，保持一段时间后换另一只脚练习。这个动作可锻炼身体的协调性与腿部肌肉。

拉伸运动 771

做拉伸运动时，应该选择适合自己的运动量，一般情况下，一个回合坚持 7 秒左右效果最好。如果中途放弃，会造成适得其反的效果，所以一定要坚持。

30 分钟决定一切 772

饭后动一动，能够避免长出更多的赘肉。因为小肠开始吸收营养是在吃完饭后 30 分钟左右，而血糖浓度上升约是小肠开始吸收后的 30 分钟。所以要把握好饭后 30 分钟，进行适量轻运动，消除脂肪沉积。

站在车上握拳 773

用力握拳再张开，使整条手臂肌肉保持紧张感，节奏可与呼吸同步。此动作可美化手臂甚至手指的线条，让手臂到手指都更加纤细。

单腿站立 769

单腿站立是很好的瘦腿动作，它能拉伸腿部肌肉。先将身体重心集中在左腿上，右腿屈膝抬起成 90 度，右脚掌与膝盖齐平，坚持 20 秒后再换腿进行练习，此动作可锻炼身体多个部位的肌肉。

椅前伸臂式

双脚打开与肩同宽，站在椅子前，身体缓慢前弯，双手穿过双腿内侧，放于椅座上，膝盖伸直，头尽量放松，停留 1 ~ 2 分钟可使血液循环回流至头部，改善气色，缓解下半身肿胀。

夹毛巾运动

坐在椅子上，双膝之间夹块毛巾，保持毛巾不掉下来即可。这样可以锻炼小腹肌肉，收紧腹部线条。

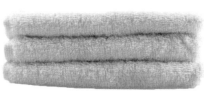

运动后泡澡

泡澡能将体内老旧废物排出，提高新陈代谢率。运动后用20分钟完全放松泡在浴缸里，水深在心脏下缘。泡在水中若能加上扭腰、伸展运动，减肥效果更好。

椅上前弯

正坐于椅上 1/3 处，双脚前伸，膝盖打直，上身自然前弯，双手伸至脚踝，每次停留 1 分钟。 可使血液回流至头部，预防失眠，美化腿部曲线，消除下半身肥胖。

椅上单脚"V"

双脚并拢坐正，双手扶住椅侧，右脚伸直向上举高，脚尖下压，停留 1 ~ 2 分钟，完成后换脚再做。此动作可消除腹部及大腿赘肉，修饰腿部曲线。

椅上伸展式

正坐于椅上 1/3 处，上背后倾轻靠椅背，双脚前伸，膝盖伸直并交叉十指，掌心反推向上伸展，腰背往上挺起。此动作可放松颈肩关节，扩展胸部，修饰手部及腿部曲线。

椅前锄式

头向椅座平躺，双手自然伸直平放于地，双脚向上打直，臀部离地双脚过头，置于椅座，每次停留 1 ~ 2 分钟。可消除疲劳，改善腰酸背痛，强化甲状腺及气管。

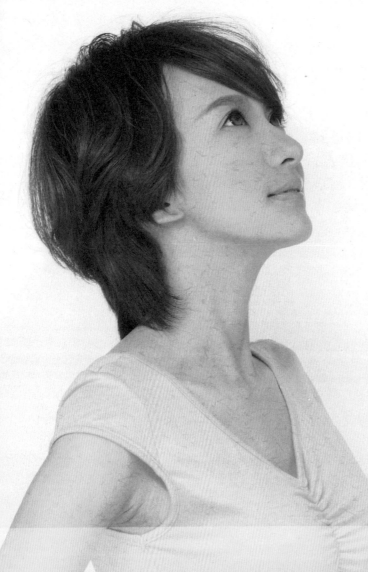

双手背后合十

背部挺直坐在椅子上，肩膀和胸腔要打开，双臂在背后弯曲，双手指尖向上合十。这个动作可以紧实手臂及背部的肌肉。

781

出门下楼梯

下楼梯可以锻炼脚踝和小腿的肌肉，而且下楼梯是比较轻松又省时间的运动，即使赶时间也不怕会耽误时间。

睡前锻炼脚踝

坐在沙发上，背舒服地靠在枕头上，双脚伸直，脚尖向下压，掌外开勾脚、画圆。两脚各重复 50 次，然后再向内画圆，可增加脚踝的运动量并改善细部线条，同时加强脚踝灵活性。

仰卧屈体

仰卧在瑜伽垫或是沙发上，手臂向上，双手互握，放松身体，身体左右转动。重复 10 次，可改善全身淋巴循环，促进血液流通。

四肢平行上举

平躺在沙发上，双腿抬起并尽量伸直，双手同样伸直，双手双脚保持平行，尽量向上推举延伸。可以运动腹肌及腰背。

坐式拉筋法

坐在地毯上，两腿向正前方伸直，左腿弯曲，左脚搭在右腿腿外侧。左臂支撑身体，保持平衡，右臂别在左腿膝盖处。脖颈向左水平旋转，同时眼睛要随动作望向左边，保持此姿势 5 ~ 10 秒。

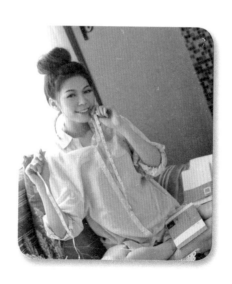

睡前抬臀

仰卧在沙发上并双腿弯曲，先在脚下放置一只坐垫，双脚要压住坐垫，臀部稍稍向上，离开地面少许，双手放在胸前。保持5秒，重复4～5次，可以收紧下垂的臀部，塑造小巧坚挺的美臀，对双腿也有锻炼效果。

手腕拉筋

将双手反掌放于桌上，伸展手腕前侧肌肉，停留约3分钟。如果一开始手指头不能完全转向自己，可以先往外侧伸展，等手前侧的肌肉放松了，再慢慢向自己移动。

颈椎拉筋法

躺在床上或其他卧具上，将头伸出床沿外，让头由自重拉动下垂2～3分钟。拉伸颈椎的同时，可使血液回流至脑部。

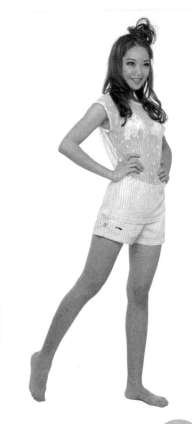

站立拉筋

双手上扶举两边门框，尽量伸展开双臂，一脚在前，站弓步，另一脚在后，腿尽量伸直。身体正好与门框平行，头直立，双目向前平视，站立3分钟，再换一条腿练习。

睡前高抬腿练习

每天睡前做 100 个高抬腿，可以很好地运动全身，尤其是大腿上的肌肉，促进全身脂肪的燃烧，并且促进睡眠。

团身拉筋

坐在地毯或是瑜伽垫上，双腿屈膝，双臂抱住膝盖下方。身体自然团成一团，脖颈尽量下探，够向膝盖，保持此姿势 5 ~ 10 秒。随后保持团身的动作，身体后倒，下身尽量腾空，以头和肩背触地，双脚朝上。

坐拉背肌

坐在地毯上，伸直双腿，然后再以手碰到脚背侧方，至少碰 10 下，然后换边练习。练习时两腿要尽量伸直，尽量不要使膝盖向上弓起，可以使背部肌肉得到很好的拉伸。

半弓式促进淋巴循环

趴在沙发上，弯曲左膝，右手往后抓住左脚踝，上身微抬。右手与左腿往上延伸，左手往前延伸轻触地面，上身微抬起，两侧骨盆尽量水平。停留 4 ~ 5 个呼吸，回到最初的姿势再换另一侧做。

猫式爬行

趴在地上，以双手、双膝着地，采取匍匐姿势。慢慢抬起双腿膝盖，尽可能地让膝盖离地 5 厘米，脚尖点地，右手和左脚向前移动几厘米，换腿换手爬行。如此交替"爬行"60 秒，重复 10 ~ 12 次。

796 蛇式后仰

双手支撑在地面上，双脚伸直脚趾点地，双臂支撑身体，伸上身与地面保持 50 度。头部尽量后仰，保持此动作 1 分钟，重复 5 ~ 10 次。这个动作可以美化手臂、后背至下半身线条。

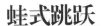

798 蛙式跳跃

挺直站立，双脚张开略宽于肩膀，脚尖方向朝外 45 度左右，慢慢下蹲，保持坐在椅子上的姿势，双手抱拳放在胸前，肩部放松，保持腹部紧实，身体像青蛙一样跃起，重复 15 次。

797 蝴蝶压腿

盘腿坐在地毯上，脚掌合拢，脚后跟收回至大腿根部。把手放在膝盖上，然后给一定的辅助力量把膝盖向下压。这个动作能增强胯关节的柔韧性，减轻腿部、膝盖和脚踝的压力，消除腿部肿胀。

799 仰卧剪刀脚

以平躺的姿势保持两腿并拢竖起的姿势，然后两腿向两边打开（像剪刀一样），停留几秒后收回，重复 50 次。这个动作可有效锻炼到大腿内侧及臀部的肌肉。

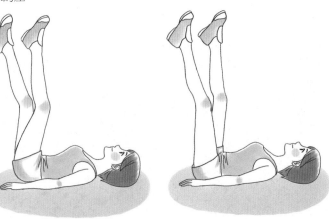

猴式伏地挺身

800

双脚张开略宽于肩膀，屈膝下蹲，膝盖方向和脚尖方向一致，大腿平行于地面，双手放在双腿内侧，紧贴地面，仿佛推开地面一样，双腿向后伸展，弯曲肘部，双手双脚支撑起身体。

仰卧抬腿

801

保持平躺的姿势，双腿并在一起，双手放在身体两侧，深呼吸，双手和上半身不动，双腿向上慢慢举起。

侧卧抬腿

802

侧卧在沙发上，以肘撑地，慢慢抬起一条腿，过程中两腿均要保持绷直。抬高后保持30秒左右慢慢放下，重复50次，再换另一条腿练习。

睡前抱膝

803

仰卧在沙发上，双腿上提弯曲，双臂向前伸直，双手贴住双膝，膝盖互相紧贴，双膝和双手要做到好像互相顶撞一样，保持5秒，重复4～5次。这个动作主要锻炼下腹部肌肉，对双腿的纤瘦也有帮助。

婴儿式美化肩颈

804

双腿并拢，跪坐在地上，脊椎往上延伸，尾椎骨内收，双手放松置于大腿上。双手触地，额头尽量靠近地面，上半身放松下沉，双手往后垂放身体两侧，下半身维持跪坐姿，可放松肩颈，美化线条。

鸟式伸展

805

双脚并拢站立，挺胸收腹，左腿屈膝向上抬，双手合十在腹部前面，重心放在右腿，轻微的弯曲右腿膝盖，左腿向后伸直，右手紧贴右大腿，左臂垂直地面，此时头部、背部、左腿在一条直线上。动作完成后，换另一侧腿做。

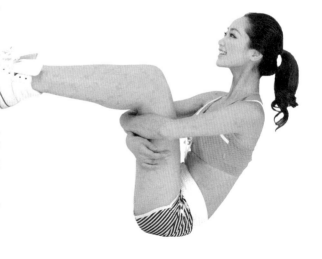

卧位拉筋法

平躺于地面，双臂向侧面伸开，保持水平。左腿弯曲，随后压向右侧，右臂下垂，右手拉住左腿膝盖，尽量向下按，保持这个姿势5～10秒，换另一侧重复练习。这个动作可拉伸腰髋部位。

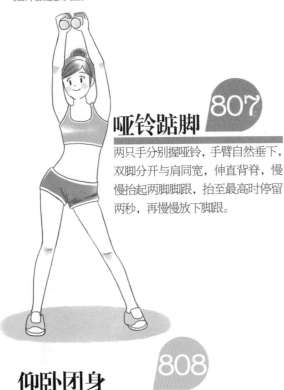

哑铃踮脚

两只手分别握哑铃，手臂自然垂下，双脚分开与肩同宽，伸直背脊，慢慢抬起两脚脚跟，抬至最高时停留两秒，再慢慢放下脚跟。

仰卧团身 808

平躺在沙发上，双腿屈起，双手交叉放在脑后，以小腹为中点，抬起上半身，同时双脚也向前缩起，直到双肘碰到双脚，再回到原来的姿势。

趴墙拉肩膀 809

挺立站直，双脚打开，双手贴墙举高与肩膀同宽，手扶在墙上，身体在两手中间往下放松，伸展肩膀，停留约3分钟。这个动作能拉伸上背、腿后侧、肩膀手臂周围、腋下到侧边肌肉。

睡前运动四肢

仰卧在沙发上，双腿上提弯曲，双脚内侧紧贴，首先交叉双手，分别抓住双膝外侧，膝盖尽量张开，而双手却要按住膝盖，膝盖和双手相互施力运动，能锻炼大腿外侧，塑造修长腿形，顺便锻炼双臂。

握拳瘦手臂

这个动作十分简单，坐在电脑前就可以完成。首先将双臂自然垂放在身体两侧，十指慢慢用力分开，再慢慢握成拳头，连续做10次。只要每天都坚持，很快就能塑造出纤细的手臂线条。

贴墙拉背 812

面对墙壁，左手伸直贴在墙壁上，右手扶在墙上或放在背后，身体往右后方转，根据自身的状况尽量拉伸肩部，停留1～3分钟。这个动作可以拉伸手臂前侧、肩膀处、肩胛骨周围的肌肉。

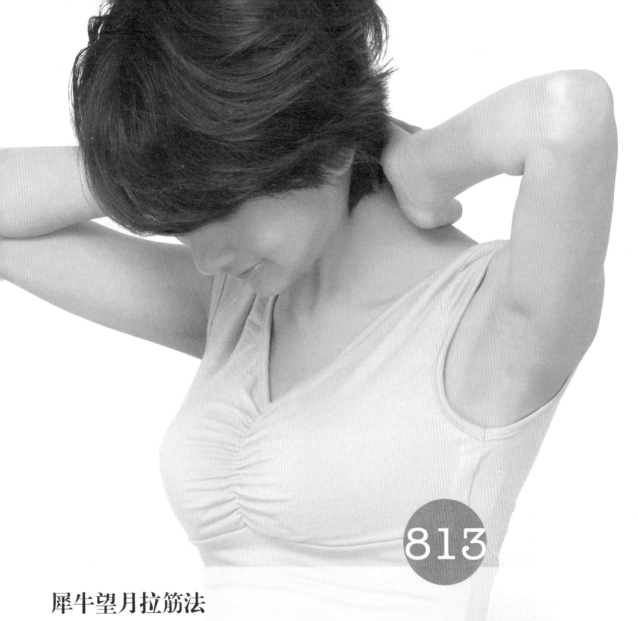

813

犀牛望月拉筋法

脖颈前曲，下巴要碰到胸部，保持此姿势 5 ~ 10 秒。脖颈后仰，注意要仰到极限，保持此姿势 5 ~ 10 秒。脖颈左右侧弯，耳朵尽可能靠近肩膀，保持此姿势 5 ~ 10 秒。

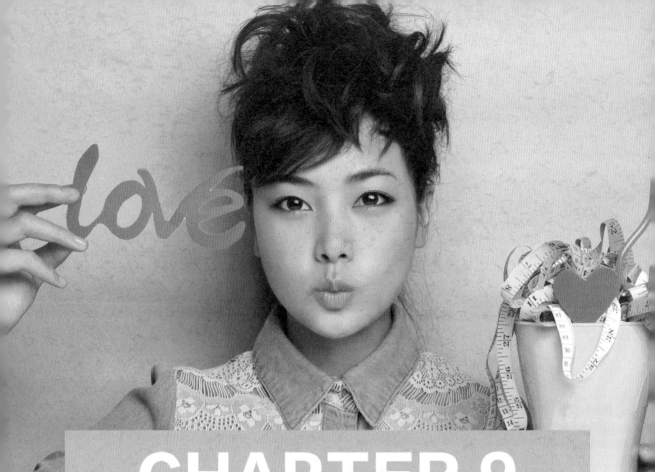

CHAPTER 9

用得巧

神奇外用品给
减肥加油

全身镜 814

镜子是你最诚实的减肥小伙伴！因为只有每天正视自己的体态容颜，你才能清楚地知道自己到底胖在哪。全身镜不必非得去家具市场购买，可以在做玻璃的小店定制一个，只需几十元。

跑步臂包 815

臂包是喜欢跑步健身达人必须入手的装备，尤其在户外跑步时，用臂包可以装手机听音乐、还可以装少量零钱和纸巾等，固定在手臂上也不会对跑步造成任何阻碍。

发汗保鲜膜胶 816

体质不易排汗，代谢不畅，脂肪就更容易堆积。洗澡后涂抹发汗保鲜膜胶，按摩 2 ～ 3 分钟再冲掉，里面的辣椒、生姜、当归精华，可以在短时间内促进血液循环、提升代谢，帮你赶跑赘肉。

发汗浴剂 817

当人体在进行热水沐浴时会流汗，体内积聚的残余废物和多余的水分会随着汗水一起排出，一方面有助于消除水肿，另一方面能促进新陈代谢，变成易瘦的体质。发汗浴剂一般含有脂肪分解酵素和植物精华如辣椒素，可以加速排汗哟！

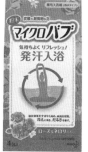

健身球 818

被肥胖困扰的女性往往存在体型不良的毛病，针对体型的矫正，健身球是最合适的工具。用健身球来锻炼身体，不仅可以矫正体型、加速新陈代谢，还能消除下身水肿，告别大象腿！

经络五行刷 819

水肿体质的女性多半是虚胖型，实属胖得委屈。这把小刷子上密集分布着数百个弹性柔珠，与皮肤接触，不仅能覆盖穴位，而且力度刚刚好。从此便可代谢畅通无阻，将水肿排得无影无踪。

燃脂裤袜 820

大吃大喝缺乏运动，导致下半身越来越臃肿？试试燃脂裤袜，只要穿着燃脂裤袜走动 1 个小时，就可以消耗 416 卡的热量，新裤子再也不怕塞不进去啦！

计步器 821

缺乏监督的减肥最容易半途而废，而计步器就像个贴心管家，通过统计步数、距离、速度、时间等数据，测算热量消耗，用以掌控运动量，防止运动量不足或运动过量。

瘦脸牙套

脸蛋儿圆嘟嘟，用圆规就画得出来？大饼脸别慌！这款塑造小脸线条的牙套，只要放在下颚牙齿上，咬合 70 下，每天 2 ~ 3 次，就可以预防水肿，紧实线条，小脸美人就是你啦！

滑行健身器

在滑行健身器上运动，有种溜冰的感觉，只要掌握要领就能轻松驾驭。这个器材能帮助提高基础代谢，特别是集中在下半身的赘肉，能彻底地收紧起来。

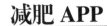

泡脚机 824

利用泡脚机泡脚也是可以达到减肥效果的，要想有效减掉下半身脂肪，泡脚时水位最好高于小腿腿腹中上部位。另外，泡脚的水温需要控制好，一般在 30 ~ 43 摄氏度为佳。泡脚机中的按摩装置还能按摩脚底穴位，有利于身体健康。

减肥 APP 825

手机 APP 大行其道的当下，减肥当然也得跟上脚步。除了减肥药、运动器具，还需要一款靠谱的减肥软件，这类软件往往含有多种食物的热量介绍，而且还能提供每日饮食记录、运动消耗记录及体重记录等功能。

拍脂手套

拍脂手套一度风靡日本，爱美女性几乎人手一个。柔软的橡胶材质，特殊的按摩粒子设计，轻拍腹部、臀部等脂肪容易堆积的部位，可以起到局部按摩作用，消除多余脂肪，避免橘皮组织产生。

束缚桑拿带

想要瘦就得多出汗，束缚桑拿带就是为加速排汗而生的。这种具备弹性的贴布，具有很好的黏着性，可以紧密贴在小腿、手臂、腹部任何你想出汗的部位，再配合运动，出汗更迅速。

跳舞毯

可以一边玩乐一边减肥吗？跳舞毯助你一臂之力！在家里备上一块跳舞毯，随时来上一段舞蹈，能增强代谢，有助瘦身。朋友聚会时还可以一起跳，开心快乐又能减肥，实在是不错的减肥工具。

耳穴按摩棒

耳朵也有很多不同的穴位，这些穴位和我们身体的其他器官息息相通。耳穴按摩棒的原理是透过刺激耳朵上的相关穴位，抑制食欲，帮助消耗热量和防止脂肪积聚。

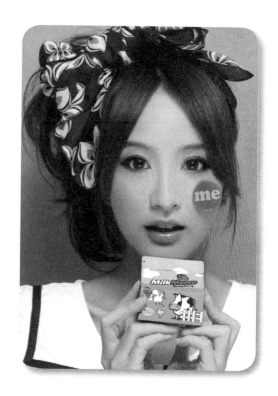

减肥拖鞋

830

穿着拖鞋也能减肥吗?
没错! 鞋底只有一半的
减肥拖鞋, 穿上后会让
你站立不稳, 为了令
全身平衡, 你会不
自觉地运用到腿部
内侧力量, 既能收
紧骨盆周围的赘肉,
充分伸展脚踝, 还能消
除腿部水肿。

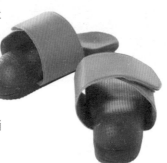

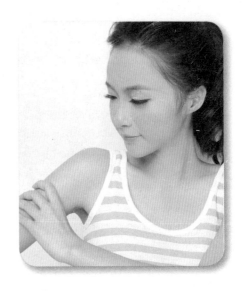

手腕呼啦哑铃

831

平时你做什么运动来瘦手臂? 总是拉伸手
臂, 动作又没有什么改变, 做着做着就厌倦
了。有了这个手腕呼啦哑铃就有趣多了, 把
它套在手腕上, 前后转动手腕, 左右伸展手
臂, 将"拜拜肉"都甩走。

电子腿部按摩器

832

电子腿部按摩器能直接作
用于腿部静脉和毛细淋巴
循环, 舒缓静脉曲张和腿
部疲劳, 促进腿部脂肪的
清除并帮助腿部
排出毒素、消
除水肿, 以达到
细腿美腿的功效。

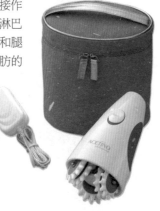

Y形指压
滚轮按摩器

这种按摩器带有两个滚轮，滚轮面上还有几十颗细小的凹凸颗粒。用两股滚轮直接夹住手臂、小腿、脸颊等部位，稍用力握住滚轮把手，就能达到指压按摩的功能，特别适合沐浴中添加润滑油或配合塑身霜使用。

三阶段调节
腹式呼吸器

新陈代谢不畅是使人肥胖的原因之一。三阶段调节腹式呼吸器不仅可以帮助调节呼吸频率，还能锻炼脸颊和腹部的肌肉。呼吸可变瘦，懒女也能轻松减肥。

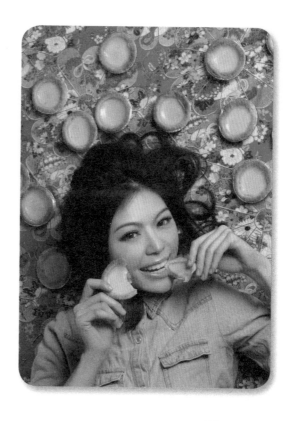

沐浴按摩手指

看看这些可爱的小手指，简直令人爱不释手。仔细看看，它还可以粘贴在浴缸上，让你在泡澡时，一个人也能享受按摩乐趣。趁着泡澡挥发汗水时，用按摩手指好好刺激穴道，瘦身效果更显著。

瘦脸奶嘴

苦恼双下巴、肉肉脸的女性们，只要将奶嘴含于口腔内，伸出舌头，并在奶嘴内上下晃动，每天锻炼一分钟就能让面颊收紧线条，重获新生。

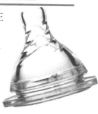

木棒

并不特别的轻巧木棒也能成为一款瘦腿利器，选择能轻松握在手上的大小，在小腿上来回滚动。通过滚动来按摩腿部，促进血液循环，让瘦腿变成一件容易坚持的事。可以搭配瘦腿霜一块使用，对改善橘皮组织也有很好的效果。

刮痧板

刮痧瘦身的原理是通过刺激人体的相关经络、穴位，促进淋巴循环，以此达到排毒，去除身体多余水分，塑造曲线的作用。刮痧一定要用相对大的力度，快速地刮。一般一处穴位刮上几十下，皮肤表面温度升高即可。

提臀滚轮按摩器

提臀不是个简单活，抬腿动作容易让人觉得厌倦。这只长得像钉耙的小玩意儿使用起来就便捷多了，至少你的手不会又酸又痛。而且附带的滚轮非常给力，每一次都能将松垮的脂肪往上游集中。

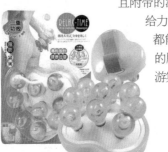

刺猬美肌沐浴按摩刷

这款按摩刷正面是刷子，主要用来起泡，触感十分美妙，接触到肌肤时有种酥酥痒痒的感觉。背面是突起的按摩刷头，可以按摩任意部位。这样一只一体两面的宝贝，又顺手又方便，瘦身效果值得期待。

塑形夹板 841

减肥需要赶跑赘肉，塑造线条也不能忽视。坐在椅子上，将塑形夹板放在左右大腿之间，施力往中央压，能锻炼大腿内侧的肌肉，塑造紧实线条。

减肥跳床 842

一边在跳床上跳跃，一边做伸动作，同时保持畅顺的有氧呼吸，仅仅是做 10 分钟的运动，血液及淋巴循环就能充分被刺激，甚至内脏脂肪都能燃烧起来。

泡足鞋 843

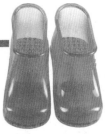

把足浴当作每日常规的运动，可以让减肥进程事半功倍。人的脚底聚集着各种重要穴位，每天睡前穿上泡足鞋做足浴可以刺激这些穴位，加快新陈代谢。

腰部推脂按摩滚轮

这个形似眼珠子的东西，实际上是专为改善"游泳圈"的按摩滚轮。沐浴后身体发热的时间短暂，这时候吸收和血液循环都非常快，涂上瘦身啫喱后可以配合推脂按摩滚轮，抓住宝贵时间，成就小蛮腰"大业"。

塑身内衣

塑身内衣是根据人体工程学原理进行立体剪裁，能调整体内脂肪分布，塑造优美曲线，对丰胸、收腹、减腰效果极其明显。不过，为了不让身体受到过多压迫，我们最好要避免长时间穿塑身内衣，并要注意经常活动上肢。

骨盆塑形椅

长时间坐着不注意坐姿，不知不觉就让臀部耷拉在椅子上，骨盆往两侧打开影响骨骼的平衡，还会导致下身肥胖！这种以凹陷弧度设计的椅子，为臀部预留了位置，与臀部的形态贴合，矫正骨盆的同时还能减少臀部脂肪堆积。

收腹霜

春夏衣服轻薄，"游泳圈"怎么掩盖也盖不住，这时候你需要一款给力的收腹霜。只要均匀涂抹在腹部稍加按摩，再缠上一层保鲜膜或绷带，配合有氧运动，就可以快速和小肚子说再见了。

瘦脸凹凸穴位面膜

见惯了普通的面膜，第一次见到这块长相"奇特"的面膜也许你会吓一跳。这款凹凸不平看似浴缸防滑垫的面膜，在洗澡后敷脸3分钟，不需要涂抹任何护肤产品，就可以轻松矫正五官轮廓，收紧面部赘肉，给你一张精致的巴掌小脸。

桑拿强力束腿带

桑拿强力束腿带是一款专为瘦腿女性们设计的束身产品，缠在腿上可以在运动时帮助大腿周围的肌肤表面升温，通过排汗的形式来紧缩大腿赘肉，恢复大腿原有的匀称与弹性。

脂肪测量仪

只要输入身高、体重等，然后两个大拇指按在仪器上规定的位置，脂肪量便马上显示出来。最好在进食3小时后测量，测量前不宜喝大量的水或酒，以免影响准确性。

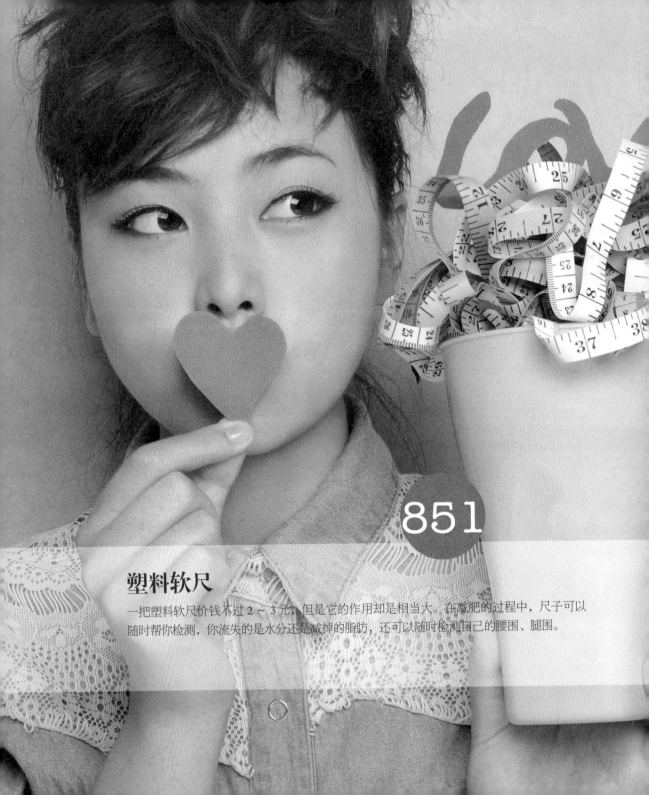

851

塑料软尺

一把塑料软尺价钱不过 2 ～ 3 元；但是它的作用却是相当大。在减肥的过程中，尺子可以随时帮你检测，你流失的是水分还是减掉的脂肪，还可以随时检测自己的腰围、腿围。

电动塑身腰带

电动塑身腰带是一款在热卖的纤体工具，其原理是通过高速震动来分解腰腹部的脂肪。每次使用 10 分钟后，你会感到腰腹有明显发热感，相当于强制帮你做了运动，一次的运动量约等于跑了 3 千米路程。

呼啦圈

摇呼啦圈是一个简单方便的室内健身运动，随时随地都能玩。可以帮助肠道蠕动，促进消化和排便，能更好地辅助瘦身。摇呼啦圈可是有讲究的：每周运动 3 次，每次至少 30 分钟，心跳达 130 下效果最好。

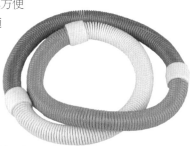

弹力软绳

这种麻花状的弹力软绳，可以让你一边看电视一边减肥瘦身。用这个软绳做拉伸动作，一开始肌肉可能会有点酸痛，但如果逐渐持续下去，保持动作轻缓，能够减掉手臂和背部的脂肪，同时可改善头颈肩等部位的疼痛。

瘦脸凝露

纤体霜主要针对身体塑形，想要瘦脸还需要更有针对性的瘦脸凝露。这类凝露含有辣椒素和银杏等植物精华，能迅速提高皮下脂肪组织温度，令细胞急剧代谢燃烧，重塑小脸线条。耐心按摩 5 分钟就能完全吸收，凝露质地也不用担心会带来油腻感。

纤体霜

想要找到塑身效果明显的纤体霜，最重要的是明确自己属于何种肥胖类型。水肿型肥胖，建议选择含有可可精萃、辣椒素、薰衣草、天竺葵等成分的产品促进排水消肿；脂肪型肥胖则可以选择咖啡因、银杏等成分加速脂肪新陈代谢，让体型更优美。

洗澡用
瘦脸胶膜

虽然这块瘦脸胶膜看起来好像很儿戏，但是千万不要小看它。把它敷在脸上，靠洗澡时产生的蒸汽，8 ~ 10 分钟就可以加速面部排汗，加快新陈代谢，使脸部线条更紧致。

瘦脸练习口塞

乍一看这口塞像是万圣节的变装道具，但其实是瘦脸用的小工具。把口塞塞进嘴里，做几个简单的嘴部运动，每天坚持 3 分钟就可以改善肉肉脸，塑造脸部线条。

减肥滚动轮

这款运动器具依靠很多个指压轮子在腹部来回滚动，给腹部增加弹力，加速脂肪燃烧速度，在跳绳和跑步中间穿插使用效果更好。使用时轮子的部位朝前，腰带朝后围在腰上。

瘦身贴

瘦身贴可以帮助身体很多部位变瘦，例如手臂、大小腿、臀部等，只要在想瘦的地方贴上按紧即可。瘦身贴的主要成分是一些补益作用的中草药，具有疏导经络和调节气血的作用，能加快消耗脂肪。

食物热量计算器

每天都有热量剩余，不胖才怪！下载一款靠谱的食物热量计算器，了解日常食物的热量，远离高热量食物的怀抱，只要坚持严格控制，肥肉就再也不会钻你的空子了。

穴位按摩八爪鱼

这款按摩器重点针对胸部和腹部的消脂塑形，八爪鱼的每一个触角上都分布了许多按摩凸点，可消除腹部赘肉、按摩头部，帮助美胸。其形状小巧可爱，方便携带，在家里和办公室都可随时使用。

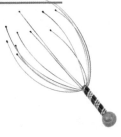

瘦身浴盐

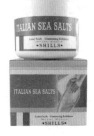

盐有促进发汗的作用，它可以帮助排出体内的废物和多余水分，促进皮肤的新陈代谢。沐浴时用浴盐按摩皮肤，可以帮助排水肿，让你从此远离麒麟臂和大象腿。

拉伸环

拉伸环是一种环状的粗管器材，把两头往上弯曲，套在手腕上，再伸直手臂，将手腕往两侧拉伸，把身体伸展起来，可以有效软化身体硬块、收紧赘肉。套在脚腕上，浴后拉伸一下，大腿上的橘皮纹也能抚平哦！

甩脂机

这个块头不大的家伙乍一看像个带扶手的体重仪，实际上是个脂肪杀手。其通过振幅叠加原理，让全身的脂肪运动起来，消耗热量，最终赶跑脂肪。使用 5 ~ 10 分钟，相当于慢跑 1 小时所消耗的热量。

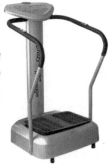

减重 OK 绷

这款 OK 绷任何女性都适用，而且使用方便，随时都能贴在脚下，左右脚独立设计，走路也不会有痛感。把 OK 绷贴在脚底，每天坚持走 1 小时，再配合按摩，体温会明显上升，能有效改善下半身线条。

推脂按摩器

推脂按摩器适用范围很广，可以用在脸部、腿部、手臂等不同地方。将按摩器在脂肪堆积部位来回推动，可以促进脂肪的清除并帮助排出毒素，消除水肿，达到瘦身功效。

橄榄油

刮痧有助减肥相信很多人都知道，但往往忽视了润滑剂的重要性。除了刮痧板，还需要一瓶纯正的橄榄油当作润滑剂，尽量涂抹厚一点，才能在刮痧时刺激皮肤。

冲浪板

什么样的方法瘦身最酷？冲浪！冲浪本身就是一种潇洒优美的水上运动。立于冲浪板上或直接踏水，靠奔向岸边的海浪托起而浮于水面，在保持身体平衡的过程中能量在消耗，腰部、腿部和胳膊赘肉也得到了锻炼，肥胖定会离你而去。

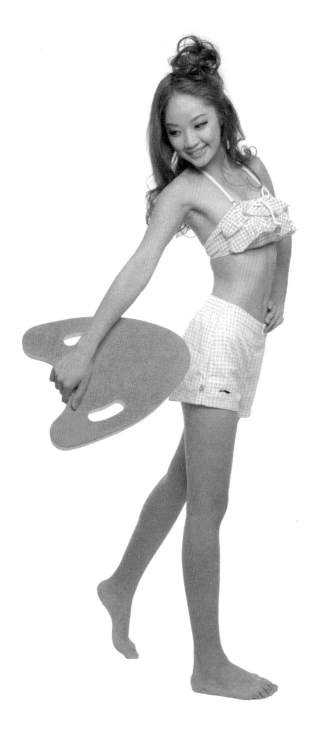

瘦腿按摩滚轮 870

圆形花瓣造型设计，可以用来代替我们常见的凹凸按摩颗粒，利用它适当地刺激按摩肌肉，可以起到纤细双腿的功效。使用前一定要先对肌肤进行清洁，避免在按摩中刺激肌肤或者受到感染。

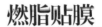

燃脂贴膜 873

保鲜膜捆绑的时代似乎已经过去了，因为保鲜膜的通透性非常差，很难让皮肤正常呼吸，时间过久还会引发皮肤炎症。而搭配减肥霜使用的新型燃脂贴膜，不仅更透气，还能回收多次使用。

体重秤 871

一项针对 16000 名瘦身者的减肥活动表明，至少每周都会称体重一次的人更有毅力坚持，也更容易瘦下来。你看，体重秤对你减肥的帮助就是这么显而易见，是时候密切关注你的体重了。

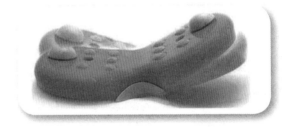

瘦腰专用坐垫 874

总是抱怨腰腹越来越粗的女性们，这一切都是因为臀部环境过于安逸，赶紧换掉你那个软绵绵的坐垫吧！坐在这个拥有 12 个锗球的家伙上，为了保持平衡，身体必须进行角力，玩着玩着，不知不觉就瘦了。

Pretty 吹吹瘦 872

谁说胖子都是被吹大的？这只吹吹瘦，类似于吹气球，每天吹上 30 下，对于腹部减肥特别有效。吸气时放松腹部，呼气时缩紧肚子的呼吸方法能更好地促进新陈代谢，排走体内多余水分。

燃脂按摩膏 875

想瘦身却没时间怎么办? 试试为懒人一族打造的燃脂按摩膏吧! 取少量按摩膏涂在腿部脂肪肥厚处, 轻轻按摩 15 ~ 20 分钟, 会有微微的燥热感。如果想要强力瘦身, 按摩后包上保鲜膜, 脂肪会燃烧得更快!

尿酮试纸 876

想知道自己代谢的是水分还是脂肪吗? 试纸告诉你! 脂肪燃烧的产物主要是酮类, 要是尿液中有酮类产物, 尿酮纸条的颜色由浅色逐渐变成紫红色。试纸在手能够让脂肪无处遁形。

瘦身足趾环 877

足趾环底部有两片小小的磁石, 能刺激脚底最敏感的穴位, 激活平时不易使用的肌肉, 促进脂肪消耗。使用方法也特别简单: 将足趾环套在大拇指上, 不用过度节食, 不用拼命运动, 保持日常运动量就好。

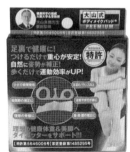

瑜伽垫 878

想同时拥有柔软的身姿和纤细的身材吗? 瑜伽就能满足你! 坚持练习瑜伽不仅能增加身体韧性和灵活性, 还能保持女性苗条的体态, 瘦身效果很好。

减肥绷带 879

绷带对局部肌体束缚, 可以提高体温, 帮助脂肪分解。首先通过按摩使皮肤潮热, 然后开始缠绕绷带, 绷带包得太松不起作用, 绷得太紧会使血循环和神经受损, 要缠得不松不紧, 才是恰到好处。

跑步鞋

提到跑步很多人会担心腿粗，其实慢跑配合相应的按摩不会让腿部肌肉变硬，尤其隔天慢跑一次，每次一小时，坚持一年你腿部的线条会更加纤细匀称。所以，投资一双舒适的专业跑步鞋十分有必要。

高跟鞋

爬楼梯是一种非常实用的减肥方法，但是你可能不知道的是，穿着高跟鞋爬楼梯可以加快脂肪燃烧的速度，提高减肥的效果。数据表明：穿高跟鞋爬 20 节楼梯可以消耗 100 卡的热量。

空气按摩椅 882

按摩器材不仅仅具有保健功效，想要减肥的你也同样能通过按摩产品来塑形。坐在按摩椅上，气囊会令臀部摇晃，一边为肌肉施压，一边刺激骨盆周围的深层肌肉。每天坐在按摩椅上 30 分钟，下半身的赘肉与水肿就能轻松消除。

暖宝宝 883

大汗淋漓能加速血液循环，体内的废物也更容易排出。运动时，在想要变瘦的部位隔着衣服贴上几贴暖宝宝，能提高减肥效果。更重要的是，此时的人体就如同一块高温的金属，不仅能瘦下来，还能重新塑形。

塑身裤

塑身裤重点针对大腿及臀部的特性消脂，往往采用特殊的面料，利用张力把大腿的脂肪集中起来并向上提拉，坚持穿着 3 个月，效果更明显。而无痕和超薄的设计，穿再贴身的裤子也不会让你觉得尴尬。

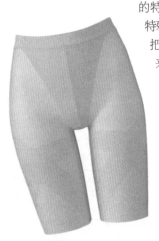

瘦身精油

葡萄柚、柠檬、甜橙，这些柑橘类精油都是脂肪的天敌。浴后或是睡前使用精油配合按摩膏，按摩任何你想瘦下的部位，长期坚持不仅能消耗脂肪，快乐的味道更让你万分欢愉。

吸尘器

吸尘器是再普通不过的清洁工具了，平常的时候，用它来清理地面的灰尘杂物，就是最自然的瘦身动作。使用吸尘器 10 分钟可以消耗 27 卡的热量，做家务减肥两不误。

3D 睡眠瘦脸带

3D 睡眠瘦脸带仿若脸上的定型器，让脸部一整晚都呈上提的姿态，如果再配合按摩膏使用，清晨起床再也不用担心水肿的大饼脸。同时，它包裹的是脸周部位，你也不用担心会因为翻身走形压迫脸部。

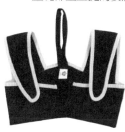

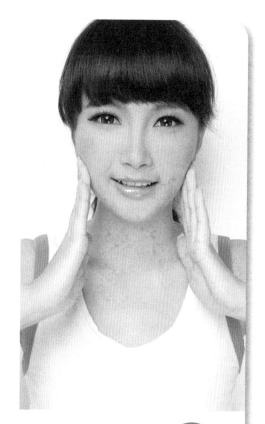

矿泉水瓶

拥有一张精致的小脸可以让整个人看起来更纤瘦，不起眼的矿泉水瓶能帮到你！用矿泉水瓶分别装上温水和热水，交替按摩脸部，可以消除水肿、排出毒素、改善脸部肥胖问题。

收腹裤

对于腹部局部肥胖的小肚腩们而言，收腹裤有着不可小觑的作用：收胃、塑腰、提臀。优质的收腹裤能促进新陈代谢，使局部皮肤温度升高，暖宫止痛，改善微循环，促进腹部脂肪的消耗。

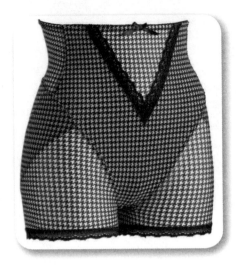

泳衣

游泳时消耗的能量较跑步等陆上项目大许多，减肥效果更为明显，可谓是最具性价比的运动。一款足够惹眼的泳衣不仅会让你爱上游泳，更能直观提醒你肉肉是否减少。

薰衣草精油

别以为减肥和睡眠没关系，睡眠能减少肆虐的激素，控制食欲和加快体内的新陈代谢，对健康减肥有非常大的帮助。对于睡眠困难的人而言，不妨在床头放一盏薰衣草香薰灯，保证促眠效果十足。

跳绳

是胖还是瘦，手臂最先出卖你。用哑铃未免太沉重，手臂吃不消，其实只需一根跳绳就足够了。跳绳这项运动看起来简单，但在反复甩臂的过程中能够最大化地运动到手臂部位的肌肉，告别蝴蝶袖，指日可待！

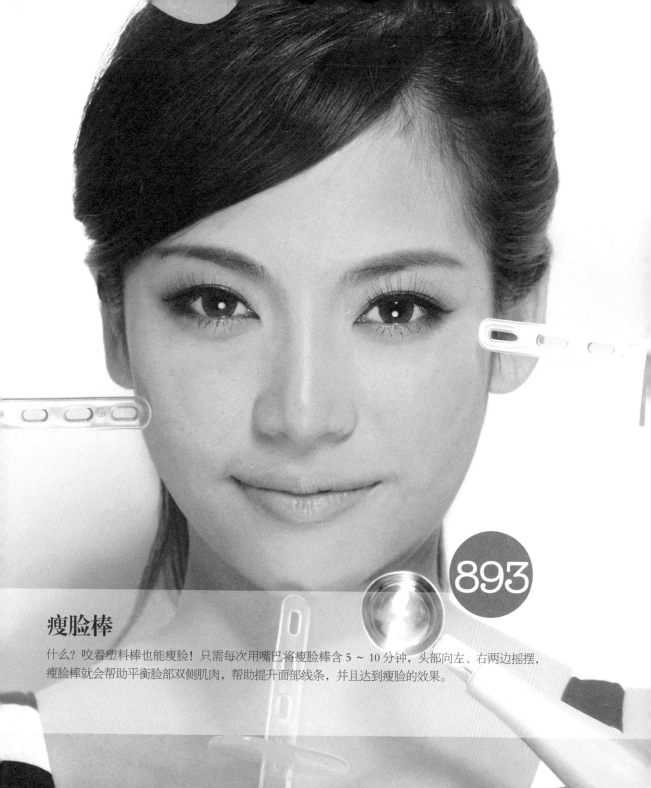

893

瘦脸棒

什么？咬着塑料棒也能瘦脸！只需每次用嘴巴将瘦脸棒含 5～10 分钟，头部向左、右两边摇摆，瘦脸棒就会帮助平衡脸部双侧肌肉，帮助提升面部线条，并且达到瘦脸的效果。

音乐播放器 894

长期减肥计划失败的原因在于很多人容易在中途放弃，而边运动边听音乐能促使减肥者坚持下来，燃烧更多热量。下次跑步前，带上你最喜爱的音乐吧！

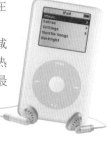

网球拍 895

网球是一项贵族运动，更是一项减肥运动，因为它能最大化地运动到人体的各个部位，尤其是手臂、腿部和背部。不信你放眼望去，打网球的有几个胖子？是时候拿出冷落许久的网球拍好好打场球了！

动感单车 896

大腿和臀部的肉总是松松垮垮怎么办？试试坚持每天骑半小时的动感单车！动感单车需要运用腿部和臀部的力量，能让这两个部位的肌肉变得更紧致。线条一旦紧实，肥胖视觉感立马下降。

双型滚轮 瘦脸轮 897

独特的双轮设计可同时按摩脸颊和颈部下巴，让脸颊和颈部下巴紧实有弹性。两种滚轮可同时或单独使用，双型滚轮可使用于脸颊，单型滚轮可使用于颈部下巴、眼部周围、额头等部位。

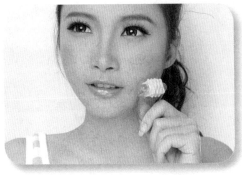

高尔夫球 898

无论是肌肉型粗腿还是水肿型粗腿，局部按摩都能使腿的经脉疏通，使腿围缩小。把大腿当作一个平面，稍微用些力，让高尔夫球在上面以任意幅度画圈按摩，去除橘皮组织和赘肉的效果一级棒。

拉力器 899

苦苦减肥，哪儿都瘦了可手臂却一点儿也不瘦，对它已经完全失去信心！其实锻炼手臂需要具有针对性，例如，使用拉力器通过手拉、脚踩、扩胸等训练锻炼人的上肢力量，就能拥有健美纤细的手臂。

筷子

900

保持身材不是非要进健身房，家里就找得到的小工具——筷子，同样有着让你变瘦的神奇功能。在小方凳上挺胸坐直，大幅度伸直手脚，用牙齿紧紧咬住筷子20秒就能收紧脸部线条。

蒸脸机

901

每天早晨醒来，肉肉的水肿脸让你苦恼不已，有了蒸脸机就不怕啦！蒸汽的温度不仅能帮你打开毛孔，还能刺激排汗，加速代谢，消除水肿。

纸笔

902

瘦手臂并不是只能依靠复杂的工具，一张纸、一支笔也能让你在办公室轻松甩掉蝴蝶袖。你只需要双手画圆，先向外画圆20次，再向内画圆20次。记住画圆不用画得太大，要运用手臂的力量，而不是手掌。

美臀垫

903

如果你希望拥有一个紧实的臀部，强烈推荐它。这款坐垫两侧隆起，可以把大腿根部外侧的肥肉由外往内聚拢，让臀部更加紧实集中。而且它非常好看，也不易暴露你的塑形动机，非常适合上班族在办公室使用。

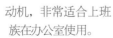

摇摇鞋

904

边走路边减肥可能吗？这可不是痴人说梦，摇摇鞋就是最好的帮手。特殊的设计让它一直处于不稳定的状态，穿上后为保持平衡，全身肌肉都要运动起来，从而可促进血液循环，更好地燃烧脂肪。

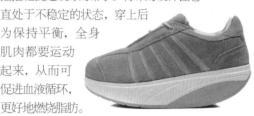

毛巾

905

毛巾除了能用来洗脸，还能减肥！每天坚持做毛巾操，能伸展和温热身体，刺激肠胃，提高代谢率，对减肥相当有益，在睡前利用毛巾帮助身体进行拉筋伸展，不但能雕塑曲线，还能让你睡得更香甜。

弹力管

906

弹力带、弹力绳等一类带有弹性的减肥工具，你一定不会陌生。弹力管同样也属于弹性减肥工具，但相比前两类，可塑性和弹性更强。足够的长度可让你在做减肥运动时灵活运用起来，丰富的色彩提供了足够多的选择。

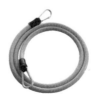

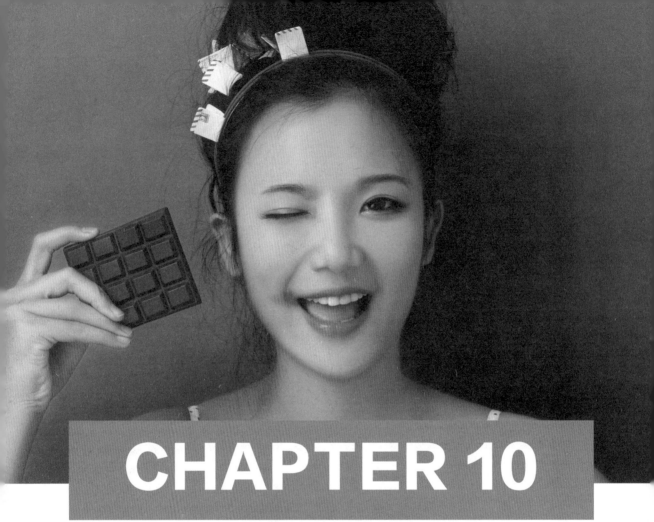

CHAPTER 10

美食瘦

美味国度的减肥功臣

不要边看
电视边吃饭

研究显示：当你边看电视边进食时，会比平常多吸收很多热量！原因是窝在松软的沙发上，赖在电视前，关注力会从食物转移到电视上，不知不觉就会越吃越多。

多用筷子
少用勺

你知道光是餐餐用筷子进食这件事情，就可以比用刀叉或是勺子减少 30% 的食物摄取量吗？其实用勺子往往会贪图方便，一次将饭、菜、肉、酱汁通通送进嘴里，不知不觉中就会越吃越多。

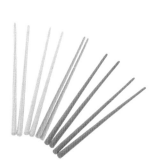

饭前先喝碗
清汤

如果担心自己控制不好饮食量，可以在饭前喝碗汤。当然这碗汤不是高汤，而是清汤！蔬菜汤和菌菇汤最好。胃里有了食物，不饿了也就不会狼吞虎咽地大吃特吃！

自然柠檬水
减肥法

柠檬水可以解渴且减淡食欲，被称为"家庭主妇"式的喝水节食法。可每天喝一杯柠檬水来补充维生素C，有效抑制不当饮食，加上一天 15 分钟的运动，瘦身效果会十分显著。

吃饭一定要
细嚼慢咽

你以为吃饭细嚼慢咽是为了装优雅吗？错！是为了减肥！多次咀嚼的优点在于，即使是少量进食仍能向大脑传达饱腹的信号，即使一口吃得不多，让食物在口中停留的时间越长，越能得到饱腹感。

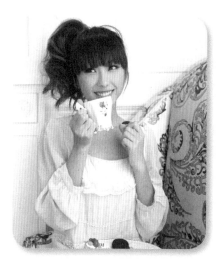

选择自然的零食

912

身体消耗未经加工的自然食物时，会需要更多热量来分解食物。所以光是吃下同样分量的食物，选择天然食物就让你消耗的热量多些。下次嘴馋时别再吃薯片，帮自己削个苹果吧！

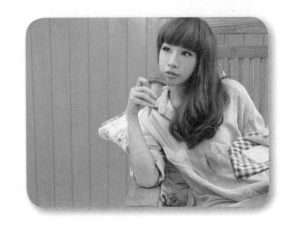

多吃酸味水果

913

多吃酸味食物除了可保健养生，还能帮你保持窈窕身材，如山楂、柚子、石榴、苹果等酸味水果，含有鞣酸、有机酸等物质，能刺激消化液分泌，加速胃肠蠕动。

注意盐分摄取

915

盐分容易破坏体内的水分循环系统，长期食用过多盐分，不但容易水肿，对于心血管循环系统也有影响。除了有咸味的菜肴，加工食品往往也含有大量的钠以防止腐化，只有少吃盐才能预防水肿型肥胖。

可可粉 + 豆浆减肥法

914

可可粉加上无糖豆浆，不仅可以清热解渴，还能加强体内脂肪的燃烧。在平常的时候，可以将可可豆浆替代早餐，而且无须再进食其他食物。

上网查找减肥食谱

916

想让你的减肥变得更加美味化，多多上网寻找一些健康低脂的食谱吧！这样会让你更加乐于自己动手做饭，也能让你更好地选择低热量的食物，对减少热量的摄入有很大的帮助。

把主食放在最后吃

先吃汤菜，再吃主食和肉类是最健康的进食顺序，重要的是还可以减肥。先喝汤，因为汤能很快产生饱腹感。然后吃蔬菜类，最后才是主食。你会发现，自己吃得越来越少却居然不饿!

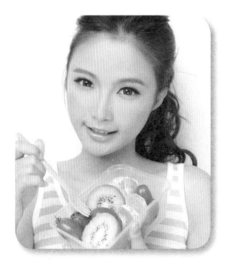

把灯光换成蓝色

暗淡的光线容易增加食欲，而明亮的灯具会让你对食物更有节制。想减肥吗? 把家里的灯光换成蓝色的! 研究发现，在蓝色空间中吃饭的人要比平时少吃 33%。

果断远离碳酸饮料

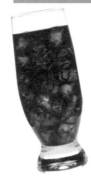

碳酸饮料中含有的泡沫会让你的肚子发胀，减肥期间应该果断远离。培养自己喝白开水的习惯，这样你就避免了液体热量的轰炸，小肚子也就没有那么大负担了。

每天喝杯黑咖啡

纯黑咖啡尤其是不添加任何物质的，含有丰富的多酚类抗氧化物质，能够加快人体代谢，提高脂肪燃烧的速度。每天一杯黑咖啡，苗条瘦子就是你!

生吃苦瓜减肥

苦瓜能减肥全赖于它含有的"高能清脂素"，即苦瓜素，这种物质在进入人体后能使摄取的脂肪和多糖大量减少，从而达到清脂减肥的效果。

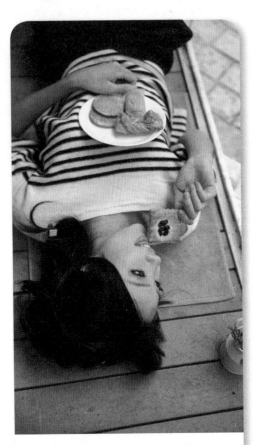

把全麦面包变为主要减肥食品

全麦面包富含维生素B族，能促进新陈代谢，从而快速达到理想的瘦身效果。除此之外，全麦面包还可以增加饱腹感，避免节食的痛苦，是瘦身食品的首要选择之一。

吃山楂果能减肥

山楂里所含的解脂酶能促进脂肪类食物的消化，能够清除体内多余脂肪的功效和作用，如果每天坚持食用对减肥瘦身有很好的效果。

经期摄入足够的钙和镁

假如在经期时候会吃很多的甜品，情绪不稳定话，应该事先有所准备。在经期时保证摄入足够的钙和镁，这两种元素可以防止你在经期发胖！

糖代物并不安全

大部分人都知道糖分使人发胖，但是却很少人能够抵挡糖的诱惑。于是，我们纷纷转向糖代物。殊不知，一些糖代物含有很高的山梨酸。这样，你还不如直接吃真正的糖果。

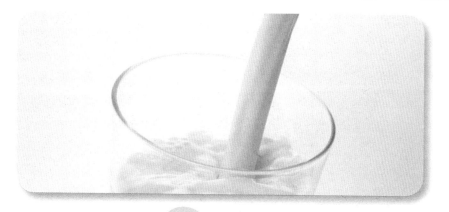

爱上番茄

926

说起肥胖，人们容易将目光锁定在脂肪上。殊不知，占体重 60% 以上的水分才是带来巨大影响的因素。番茄酱汤、番茄肉汁烩饭等用番茄做成的料理中，就含有足够的水分与营养，能避免摄入多余的水分。

低脂酸奶 美味又瘦身

928

酸奶中富含钙质，它能使体内脂肪燃烧，从而达到减重的目的。用酸奶代替其他的甜食，帮助满足口欲的同时还能起到控制食欲的健康减肥功效。

乳制品要选择 脱脂的

927

"低脂"或"脱脂"字样是选择乳制品的关键，脱脂牛奶、酸奶、奶酪等都是很好的减肥食品。低脂乳制品中含有大量的优质蛋白质能够加速新陈代谢，燃烧更多的脂肪。

用薯类替代 主食

929

蔬菜和薯类的搭配，不仅可增加饱腹感，降低热量，还可以促进排便。每周至少有 3 次，可把晚餐菜单上的主食换成薯类，再搭配上蔬菜，成就的是低热量的健康晚餐。

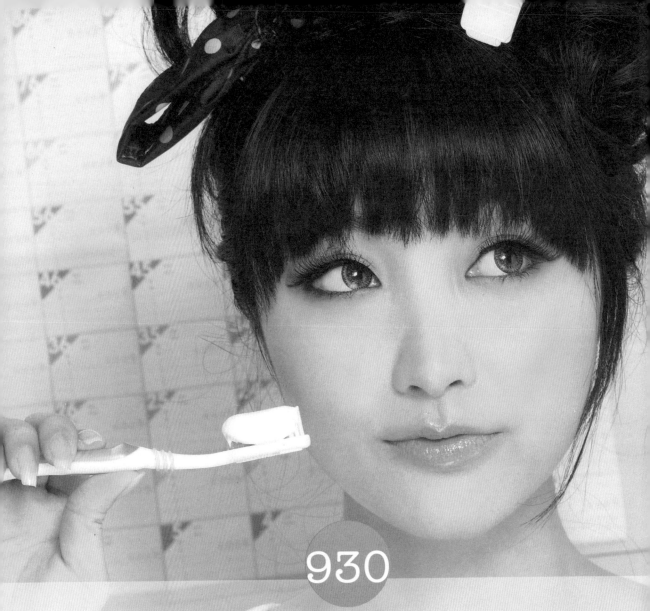

930

刷牙能够帮助减肥

为了改掉馋嘴的不良习惯，正餐后马上刷牙是不错的方法，意识到自己摄取食物过多时就应该赶紧刷牙，口中清爽的话心情也会一振，还容易有"才刷了牙，不想因为吃零食而破坏它"的想法。

给食谱加点薄荷

薄荷具有奇特的散热解毒功能，能有效排除肠胃毒素、改善肠道菌群生长环境。同时，它具有消肿祛湿的作用，初秋减肥最适合吃一些薄荷减肥餐。

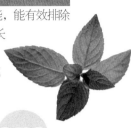

胡萝卜汁快速减肥

容易发胖的人，大多是因为代谢能力低，结果就让多余的脂肪及水分累积在体内，日积月累就成了肥胖的元凶。而胡萝卜汁就像一把强有力的刀，用来切断这种恶性循环，是每天不可或缺的营养素。

煲汤必备：紫菜

紫菜的热量低，脂肪少，但是却含有大量的维生素及蛋白质。紫菜最大的功效就是可以消除腿部的水肿。紫菜搭配海带煲汤，称得上是减肥极品。

海苔是减肥零食

食用海苔味道咸鲜美味却没有可怕的高糖分、高脂肪，能够帮助人体调节新陈代谢，起到瘦身的作用，不愧为零食的好选择，不如尝试一下丢掉所有的零食改吃海苔吧！

用餐期间稍作休息

用餐期间要稍作休息，刚开始的休息时间可能只有 30 秒，但可以慢慢把时间拉长，1～2分钟，最后目标是 3 分钟。这段时间可用来回想自己刚吃下了哪些食物，然后再冷静地决定还要吃多少东西。

避免使用颜色鲜艳的餐具

红色、橙色系的桌布或者餐具最能刺激食欲，使人胃口大开。鲜艳的色彩都有增进食欲的作用，因此餐具和桌布的颜色都要挑选浅淡的颜色，例如蓝色、米色、象牙色等。

青菜还是水煮的好

很多人都以为清炒素菜是一个比较低脂的饮食方法，殊不知一些蔬菜，如茄子、蘑菇、青菜等很容易吸收大量油脂。不妨试试水煮这些蔬菜，然后再拌上少量花生油、橄榄油等植物油和其他调料。

晚间少吃淀粉质

白天摄取淀粉质类的食物，会转换成热能进而完全燃烧。但是，如果在晚餐或宵夜时吃下大量淀粉质，缺少消耗热量的活动与时间，就会形成脂肪细胞聚集，特别容易大量囤积在下半身。

把晚餐时间提前一点

晚上的活动量本来就比较少，如果晚餐过后没过多长时间就去上床睡觉，食物还没有被完全消化，是非常容易变胖的。所以要尽量把晚餐的时间安排在睡前 4 个小时以上，以便让身体有足够的时间来消耗热量。

拒当外卖族

外卖的盒饭不仅卫生安全可疑，外卖食物还普遍采用高油高盐的烹饪方法。拒绝外卖，坚持三餐自己料理，以清淡爽口蔬菜料理取代油腻的外食，不仅能达到减肥目的，还能维护健康，一举两得！

换掉高热量酱料

做三明治时，不妨用豆沙代替油腻而又高热量的蛋黄酱。如果喜欢芥末也很不错，芥末基本都不含热量，味道还很好。换掉高热量酱料，沙拉更健康。

正确吃零食

在选择零食时，尽量挑选适合减肥期间食用的，比如蔬果沙拉、酸奶等，热量低又能补充营养。在饭前两小时吃一点零食，能够避免正餐中暴饮暴食，从而控制了一天总热量的摄入。

把白糖换成蜂蜜

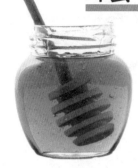

蜂蜜的热量很低，只有同等分量白砂糖的 75%。蜂蜜还含有易于吸收的维生素和矿物质，能补充维生素 B、维生素 C 和微量元素钾、钙等，不会破坏身体营养均衡。忍不住想吃甜食的时候，不妨把白糖换成蜂蜜吧！

汤粥加强饱腹感

汤粥类的食物既容易被肠胃消化，而且饱腹感又非常强，特别是可以把热量控制到最低，所以晚餐吃这样的食物是最好的选择。如果担心米饭的热量太高，用粥来代替就非常合适。

喝果汁不如直接吃水果

即使是百分之百或全天然果汁，把多份水果的糖分综合起来按同等分量来计算，果汁所含的热量也会大大高于水果，所以直接吃水果更有利于减肥。

多汁食物

水分含量高的水果和蔬菜有助于填饱肚子，所以，在一天里摄入少量主食，而辅之以西瓜、生菜、黄瓜、蘑菇、葡萄和甜瓜等多汁果蔬，既能填饱肚子又能补充所需的维生素，让身体健康减肥。

不要带着情绪进食

一旦处在忧郁、紧张、焦虑的状态时，人们就会特别想吃东西，而且分量很难控制，这是在用进餐来缓解精神的压力。情绪低落时，不妨看看电影或者约朋友逛街，坐在餐桌前你会暴饮暴食的!

减肥吃宵夜禁忌

拒吃油腻、重口味、甜度高的食物，例如炸鸡、泡面、蛋糕等，这些食物多半含大量钠、油脂及糖份，热量通常不容小觑，还容易造成水肿。

饭前食用果醋

每天喝 50 毫升果醋可以补充身体所需的 50% 维生素。同时还能促进血液循环，尤其是容易长肉的下身血液循环。每天饭前食用最合适，同时需要提醒的是，果醋中不要加糖及任何佐料。

把柚子当零食

柚子纤维含量多，容易产生饱腹感，而且它的热量很低。在减肥过程中，饥饿感会加快，会特别想吃东西，这时你可选择柚子当零食，把巧克力、饼干等食品统统甩开。

重新整理你的冰箱

吃的过多是令你发胖的根源之一。那么冰箱里需要放些什么食品、怎样放，这些都会跟你的减肥息息相关! 冰箱摆放的食物尽量以一人份为主，不要养成储存粮食的习惯，这样就不用再把你的冰箱视为瘦身禁地了。

一日多餐抑制空腹感

一日多餐是专家提出的有效降低热量摄入的方法，通过减少每一餐的饮食量，增加进食次数，这样就能减少人对食物的渴望和饥饿感，有助于维持机体的血糖浓度，达到减少脂肪堆积的效果。

绿茶减肥好处多

绿茶中的芳香族化合物能溶解脂肪，防止脂肪积滞体内；绿茶中的维生素 B_1、维生素 C 和咖啡因能促进胃液分泌，有助于消化。每天饮用绿茶不要超过 1000 毫升，否则会造成缺铁性贫血。

水煮清蒸热量更少

别以为吃肉就会胖，只要食用方法正确，尽量吃瘦肉少吃肥肉，这样就不怕脂肪摄入过多啦! 直接煎炒或油炸的肉食用后容易摄取过多的热量，而直接用水煮、清蒸可以减少其将近一半的热量。

睡前来根香蕉

晚上吃香蕉不会导致肥胖。香蕉中的镁元素有助于肌肉松弛，在睡觉时帮助放松。香蕉还含有大量纤维素，多吃可畅通肠胃，帮助排毒，身体内的毒素顺利排出来，你还怕不会"无毒一身轻"吗？

早餐越早吃越好

一天之计在于晨，人体排毒的最佳时间也是在早上。经研究表明，在睡醒后越快吃早餐，新陈代谢的速度就会提高得越快。所以，醒来后要尽快吃早餐。

吃零食最好在饭前

吃零食的时间很有讲究，一般在饭前的两个小时左右吃一些比较营养而且具有饱腹感的零食，就可以很好地避免过于饥饿而在正餐中大吃特吃，对控制热量的吸收非常有帮助。

摄入适量的蛋白质

如果每顿饭都能摄入一些蛋白质的话，新陈代谢就会加快。将蛋白质水平控制在占每顿饭总量的 20% ~ 35% 的水平是比较合适的，因为蛋白质过量会引起脾脏负担过重，反而造成脂肪堆积。

把红肉换成鱼肉

鱼类中特含鱼油，能有效地阻碍脂肪细胞的生长，经常吃鱼可以预防肥胖问题。特别是对于具有肥胖遗传倾向的人群来说，改善饮食习惯，用鱼类来替代肉类，能较好地控制肥胖。

猕猴桃能促进代谢

猕猴桃含有蛋白质分解酵素，可以帮助人体快速分解脂肪，同时还可以产生蛋白质，加快新陈代谢的速度。一般来说，"夜猫子"的用餐时间都比较晚，猕猴桃可以有效促进消化，降低肠胃的负担，是"夜猫子"的减肥良伴！

用橙子代替甜品

橙子含天然糖分、高纤维、低卡路里，是用来代替糖果、蛋糕、曲奇等甜品的最佳选择，其中所含的多食纤维有助排便，能减少体内积聚毒素。

饭后喝大麦茶或橘皮水

餐后消化不良可以喝点大麦茶或橘皮水。大麦中的尿囊素和橘皮中的挥发油，可以增加胃液分泌，促进胃肠蠕动，对食物的消化和吸收很有好处，更有助于减肥。

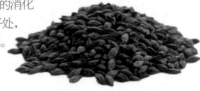

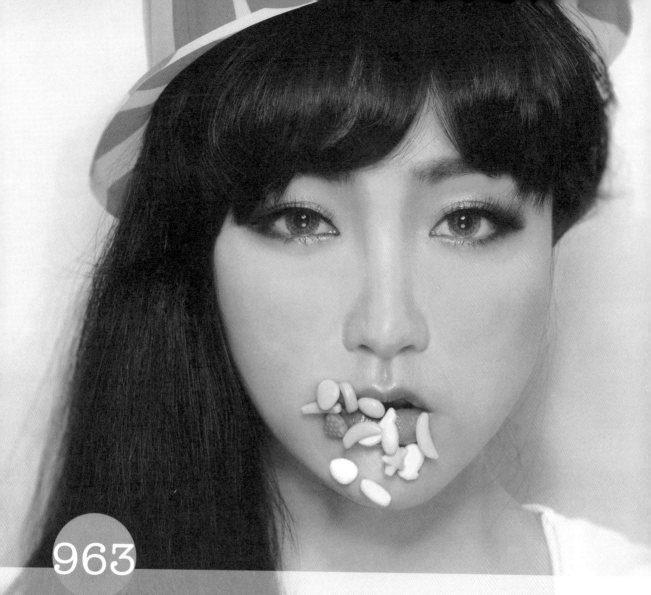

963

吃甜食要挑对时间

甜食一向是肥胖人士的大忌，但吃甜食不一定就会发胖，只要你挑对吃的时间就可以了。上午10点，下午4点是食用甜食的最佳时间。但是甜食只能点到为止，并且每餐前1小时不要吃，以免影响正餐食量，导致营养摄入的失衡。

女性减肥要多吃豆类

摄取量大了就要想办法消耗更多，这样才能瘦下来。最好是每天多吃一些豆类食品，豆类食品能让代谢更快，消耗更快。另外，豆类富含维生素 B，对减肥也有很好的帮助。

多喝热水促进代谢

首先要选择的是热水而不是冰水，经常饮用过冰的水会让脾胃出现问题，不利于瘦身。每天喝足量热水可以帮助消化，促进肠蠕动。

放一些辛辣配料

温热的食品有助于减轻体重，如姜丝、葱、韭菜、辣椒、胡椒等。温热的食品含有辣椒素，可以在摄食后刺激身体冒汗，促进体内脂肪的代谢，帮助热量的消耗。

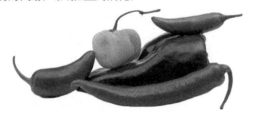

早餐来份燕麦

燕麦中含有其他谷物所没有的丰富的可溶性食物纤维，这种纤维容易被人体吸收，且热量低，非常有利于减肥。周末的早晨，给自己来份燕麦吧！

红色水果最减肥

红色水果包括番茄、石榴等，富含胡萝卜素，具有抗氧化作用，能提高人体免疫力。另外，红色水果所含的热量大都很低，常吃能令人身体健康，体态轻盈。

深呼吸延缓加餐冲动

在你正餐吃得很多，摄取了额外的热量时，应该想办法克制这种欲望：比如在你赶往超市前，做几个深呼吸，延迟几分钟去购买食物，或者喝一杯热的饮料如茶，减轻加餐的冲动。

凉面要少放酱

夏天吃凉面是很多人的选择，因为不用吃得满头大汗，但是在吃凉面时还需要少放些芝麻酱。因为这些芝麻酱都加了大量花生和芝麻，热量非常高，一些凉面总热量甚至高达500～600千卡。

益生菌是肠胃的好伙伴

益生菌是肠胃的好伙伴，在酸奶中含量最为丰富。事实上，女性每天都坚持喝酸奶，坚持4周就可以看见肚子变小的效果了。购买酸奶时要记得检查食物标签，尽量选择低脂酸奶。

莓类水果减肥快

很多人都不想尝试太过于复杂的减肥方法，因为难以坚持下去，懒人一族不妨多吃莓类水果，如蓝莓、草莓、蔓越莓等。莓类水果不仅热量低，营养丰富，并且还能去赘肉。

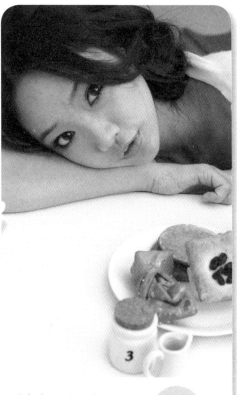

喝咖啡时使用脱脂奶粉

咖啡的香醇吸引了很多热爱者，但是，喝咖啡加入的糖分过多容易让你发胖。所以，把厨房里的方糖替换成脱脂牛奶吧！脱脂牛奶低脂肪、低热量，但是所含的钙和牛奶一样多。

菠菜是减肥好帮手

菠菜含有丰富的维生素 C，经过烹饪后会变得软滑，是非常美味又瘦身的佳品。另外，菠菜的植物纤维能促进肠道蠕动，对排毒瘦身很有好处。

餐后补救措施

如果已经很努力了，还是无可避免摄取了许多东西，对于正在减肥的你，试试餐后补救措施吧！首先，一定要延后睡眠时间，千万不要在大餐后 4 小时内就寝。最好走路回家，或到安全的地方散散步，在客厅内绕圈走路也是不错的方法。

吃火锅别喝汤底

许多人爱喝火锅汤底，但是营养学家建议，这种高浓度的久煮火锅汤底最好不要喝，因为煮过的食物中，各类可溶性营养成分都保留在汤料中，尤其蛋白质、脂肪、胆固醇含量都非常高，简直就是一锅脂肪！

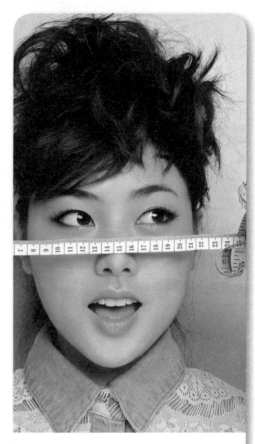

无聊时选择热饮料

当你出于摆脱无聊而寻求小吃时，抿一口低热量的热饮料是抗御额外摄取卡路里的良方。最好选择绿茶和草药茶、热可可、脱脂牛奶、咖啡等在 100 千卡以下的饮料。

绿色食品 —芦笋

芦笋含丰富维生素 A 与维生素 C，用来做沙律是个不错之选，或者闲时煲熟做一杯芦笋汤，看电视听歌时可当小食充饥，健康又不会变肥。

感觉不饿 就停下

饱腹感是减肥能否成功的关键，对于减肥一族来说，不饿就是"吃饱"。当你吃到不饿时就不要再吃了，这表示身体的能量已经足够了，不要过量进食。

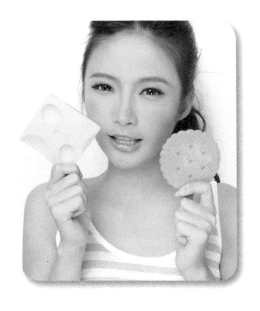

全麦面包适合 晚上加餐

夜间加餐可以在正餐 90 分钟后，食物选择谷类和奶类食物，这样每日热量的总摄入和发胖的概率会降低。所以，晚上实在忍不住想加餐，那就选择全麦面包吧。

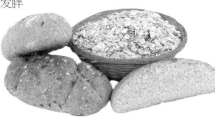

吃一些需要你 工作的食物

如果吃一样食物还需要一些体力劳动，人们心底的"惰性"被激发出来，往往就不会吃太多了。例如，已经剥好的花生和未去壳的花生，后者更适合肥胖人士。

鱼腥草泡水 瘦身显著

鱼腥草，又称折耳根，揉碎叶子有一股鱼腥味，但是干燥之后气味芳香。鱼腥草用开水泡入杯中（可反复冲泡），每天坚持 8 杯，饮用两周以上，瘦身效果显著。

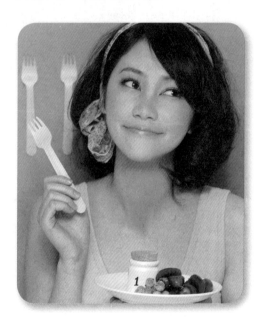

喝杯米汤 平衡酸碱

身体频繁水肿的原因在于酸碱失衡，精致的肉类和挑剔的饮食让大部分女性的体质偏酸性。米汤是碱性食物，能有效中和体内过多的酸分泌，平衡人体酸碱值。

健康饮食三个 "小"法则

盛装食物的餐具要小，便于计量进食量，控制总食量；每一次摄取的食物量也要少，便于充分咀嚼，让唾液充分分解营养；料理食物时要将形状切小，便于荤素搭配同时摄入。

金枪鱼能 让人变瘦

身体内的"莱普汀"（一种激素）越高，新陈代谢越缓慢，也更容易长胖。经常吃金枪鱼的人，身体内的"莱普汀"水平更低。想要健康瘦下来，不妨每个星期吃 3 ~ 4 次金枪鱼。

晨起一杯 温开水

早晨起床后，在早餐前最好喝一杯温的白开水，不仅能帮助身体排出昨夜毒素，还能加速消化液的分泌。减肥从小事做起，从早餐开始，相信一定能瘦出自己理想的体形。

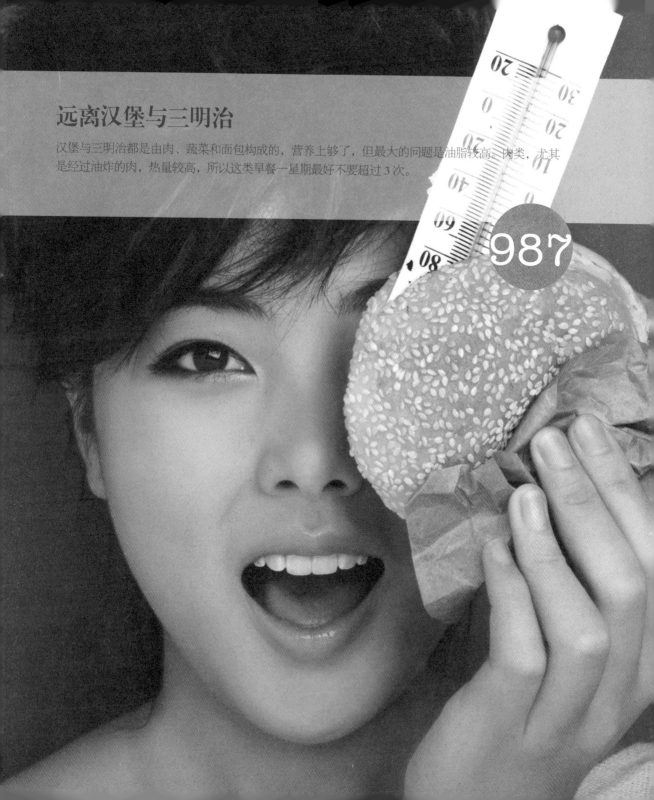

远离汉堡与三明治

汉堡与三明治都是由肉、蔬菜和面包构成的，营养上够了，但最大的问题是油脂较高。肉类，尤其是经过油炸的肉，热量较高，所以这类早餐一星期最好不要超过3次。

987

杏仁是减肥王 988

杏仁富含抗氧化剂类黄酮、维生素E、膳食纤维等营养物质，能使人产生较强的饱腹感。人们在吃杏仁后不易感到饥饿，因此会在当天的其他时间少吃一些食物。

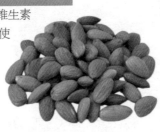

沙拉酱易致肥 989

其实沙拉的热量高过一碗米饭的热量，因为拌菜的酱料很油腻，一茶匙橄榄油有40～50卡，而一碗青菜却只是25卡，可以想象到蛋黄酱、千岛酱有多油腻。

换一个小的酒杯 990

喝酒要尽量选小一点的酒杯，红酒不会让人变胖，还具有一定的美容作用。一杯250毫升的红酒或啤酒，与一碗白饭的热量差不多，约240卡。

给胃保暖很重要 991

胃是一个比较喜欢暖和环境的器官，让胃部受寒会破坏肠胃系统的功能，导致消化不良、脂肪堆积，因此对减肥者来说，胃部保暖是相当重要的。

破坏下半身曲线的食品杀手 992

依赖加工成品和速食品：例如香肠、火腿、调理包、泡面、薯条、炸鸡、汉堡等；嗜饮加味饮料：补充洁净的纯水对于涤清体内毒性物质、促进新陈代谢最为重要；借助兴奋剂提神，例如茶、咖啡、抽烟、喝酒。

避免单一食物 993

很多女性选择吃黄瓜和番茄来瘦身，这的确可以在最开始时起到不错的效果。但很遗憾，单一食物的复胖率高达55%。单一的食物里通常只有一种或简单几种营养素，会导致身体的摄取功能紊乱，只吃一点其他东西就极容易复胖。

西柚瘦身餐净肠排毒 994

西柚蕴含丰富的纤维和水分，可以令你很快有饱腹感。每天餐后喝杯西柚汁或吃点西柚，你不需要计算吃了多少热量，餐单材料既简单又易实行，所以随时都可进行。

碳水化合物在中午前吃

面包、意大利面和米饭等碳水化合物常常让小肚子变得臃肿不堪。假如你真的很喜欢吃这类食物，记得在中午前吃。千万不要留到晚上的时候大吃特吃，否则第二天醒来，你就会发现自己的小肚子又大了。

薏仁排毒美肌又瘦身

怕肥而对糖水敬而远之，无形中少了好多口福乐趣，其实中式糖水也有许多减肥美颜材料。薏仁就有轻泻作用，能利尿、清除体内毒素和多余的水分，不仅有助减肥，还能净化皮肤、令皮肤变白变细腻。

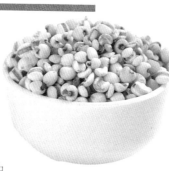

嚼一嚼无糖口香糖

与人们所认为的不同，无糖口香糖不会刺激你的食欲。事实上，嚼无糖口香糖可以有效地阻止你将高热量的食物放入嘴中。因此，减肥人士要记得在手边放一包无糖口香糖。

吃玉米能减肥

在众多的减肥方法里，可能你听得最多的就是苹果减法肥和番茄减肥法了。但这两种减肥法如果长期实行下去，容易让你的胃口"受不了"，而玉米就是一个好替代品。玉米味道鲜甜、营养丰富，也是减肥的最佳食品之一。

想吃东西先喝杯热饮

当你想吃东西时，就先呷一小口烫烫的低热量饮料，可以有效阻止多余热量的摄入，因为要喝完这杯烫烫的饮料可要花费不少时间。热量低于100卡的绿茶、无糖热可可、脱脂拿铁或卡布其诺咖啡都是极好的选择。

芹菜可以加快肠胃蠕动

中餐或是晚餐加点芹菜，分量不需要很多，可以只撒一点点碎芹菜叶子。因为芹菜属于辛辣的调菜，可以有效加快肠胃的蠕动。

花椰菜高纤维有助消水肿

减肥消水肿的人可以多吃花椰菜，将一棵花椰菜或者是半棵洗净切好之后，用沸水烫熟，然后加适量的盐调味即可，每次在正餐之前食用。